计算机断层扫描放射技师入门

Computed Tomography: A Primer for Radiographers

主编　［澳］谢恩·周（Shayne Chau）

　　　［英］克里斯托弗·M. 海尔（Christopher M Hayre）

主译　王　骏　张　源　李晓峰　王晶艳

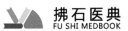
辽宁科学技术出版社
LIAONING SCIENCE AND TECHNOLOGY PUBLISHING HOUSE

拂石医典
FU SHI MEDBOOK

图书在版编目（CIP）数据

计算机断层扫描放射技师入门 / （澳）谢恩·周 (Shayne Chau), （英）克里斯托弗·M.
海尔 (Christopher M Hayre) 主编；王骏等主译 . -- 沈阳：辽宁科学技术出版社，2025. 7. --
ISBN 978-7-5591-4036-4

Ⅰ . R814.42

中国国家版本馆 CIP 数据核字第 2025PY5516 号

Computed Tomography: A Primer for Radiographers, 1st Edition / edited by Shayne Chau and Christopher M.
Hayre. / ISBN 9780367675493
©2023 selection and editorial matter, Shayne Chau and Christopher M. Hayre; individual chapters, the
contributors
Authorized translation from the English language edition published by CRC Press, a member of the Taylor &
Francis Group, LLC
All Rights Reserved.

著作权登记号 06-2023-260　　　　　　　　　　　　　　　　　　　　　版权所有　侵权必究

出版发行：辽宁科学技术出版社
　　　　　北京拂石医典图书有限公司
　　　　　地址：北京海淀区车公庄西路华通大厦 B 座 15 层
联系电话：010-88581828
E-mail：fushimedbook@163.com
印 刷 者：天津淘质印艺科技发展有限公司
经 销 者：各地新华书店

幅面尺寸：185mm×260mm
字　　数：446 千字　　　　　　　　　印　　张：17.75
出版时间：2025 年 7 月第 1 版　　　　印刷时间：2025 年 7 月第 1 次印刷

责任编辑：陈　颖　　　　　　　　　　责任校对：梁晓洁
封面设计：潇　潇　　　　　　　　　　封面制作：潇　潇
版式设计：天地鹏博　　　　　　　　　责任印制：丁　艾

如有质量问题，请速与印务部联系　　　联系电话：010-88581828

定　　价：148.00 元

翻译委员会

主 译　王　骏　张　源　李晓峰　王晶艳
副主译　许　静　乔洪梅　沈　柱　姚大鹏　孙兆晴　王冬翠
译　者　（排名不分先后）

王梦瑶　南通大学

孙兆晴　山东第一医科大学

吴庭苗　安徽医科大学第一附属医院北区

沈　柱　安徽医科大学第一附属医院北区

王倩雅　安徽医科大学临床医学院

雷利红　安徽医科大学临床医学院

李艳影　安徽医科大学临床医学院

惠新宇　陕西省渭南市富平县曹村镇白庙卫生院

刘　冬　苏州大学附属第一医院

李晓峰　江苏大学附属徐州医院 / 徐州市肿瘤医院

姚大鹏　江苏大学附属徐州医院 / 徐州市肿瘤医院

廖旭玥　安徽医科大学临床医学院

潘嘉仪　南京师范大学

丁玲玲　安徽医科大学临床医学院

任　莹　安徽医科大学临床医学院

王忆陆　安徽医科大学临床医学院

郏宇含　安徽医科大学临床医学院

刘云飞　上海市第一人民医院嘉定医院（嘉定区江桥医院）

陈苗苗　中国人民解放军海军特色医学中心

许　静　中国人民解放军东部战区总医院

王　娇　南京市佑安医院

王晶艳　南京医科大学附属口腔医院（江苏省口腔医院）

袁　野　安徽中医药大学第一附属医院

王冬翠　中南大学湘雅医院

张　源　新疆医科大学附属中医医院
吴虹桥　常州市妇幼保健院（南京医科大学常州医学中心）
庄春香　常州市金坛区中医医院
乔洪梅　嘉兴市第二医院
黄启祺　长沙医学院
李　婷　长沙医学院
陈　安　南京市佑安医院
彭力娟　长沙医学院
邹亲玉　长沙医学院
李佳璇　长沙医学院
彭柔美　长沙医学院
刘　静　长沙医学院
张　杰　长沙医学院
李媛媛　长沙医学院
李　亭　长沙医学院
王　骏　长沙医学院

主编简介

　　谢恩·周（Shayne Chau）是堪培拉大学医学影像专业的高级讲师。目前，他是《医学影像与放射科学杂志》（Journal of Medical Imaging and Radiation Sciences）的编委会成员。他在计算机断层扫描、帕金森病神经影像学以及高等教育领域撰写并与人合著了多篇期刊文章。

　　克里斯托弗·M.海尔（Christopher M Hayre）是英国埃克塞特大学的高级讲师，同时也是萨福克大学健康与体育科学学院的高级研究员。他发表了定性和定量的同行评审论文，并在医学影像、健康研究、技术和人种学领域编撰了多本书籍。

Arjun Burlakoti
Lecturer in Anatomy (and
    Neuroanatomy)
UniSA Allied Health and Human
    Performance, City East Campus
 University of South Australia
South Australia, Australia

Shayne Chau
Faculty of Health
University of Canberra
Canberra, Australia

Rob Davidson
Professor of Medical Imaging
Faculty of Health
University of Canberra
Canberra, Australia

Christopher M Hayre
Senior Lecturer in Medical Imaging
University of Exeter
Exeter, United Kingdom

Lynne Hazell
Medical Imaging and Radiation
    Sciences
University of Johannesburg
Johannesburg Gauteng, South Africa

Matthew Jarvis
South Australia Medical Imaging
Adelaide, South Australia, Australia

Lars Kruse
Dr Jones and Partners
Medical Imaging
South Australia, Australia

Nicola Massy-Westropp
Senior Lecturer in Anatomy (and
    Neuroanatomy)
UniSA Allied Health and Human
    Performance, City East Campus
University of South Australia
South Australia, Australia

Iain M MacDonald
Institute of Health
University of Cumbria
Carlisle, United Kingdom

Gordon Mander
Dept Medical Imaging
Toowoomba Hospital, Darling Downs
    Health, School of Clinical Sciences
Queensland University of Technology
Brisbane, Queensland, Australia

Tarni Nelson
Charles Sturt University
New South Wales, Australia

Flamur Sahiti
East Kent Hospital Trust
Queen Elizabeth Queen Mother
    Hospital
Margate, United Kingdom

Euclid Seeram
Monash University
Melbourne, Australia
and
Charles Sturt University
New South Wales, Australia
and
University of Canberra
Australian Capital Territory, Australia

Debbie Starkey
Faculty of Health
Queensland University of Technology
Queensland, Australia

Deb Watson
Sunshine Coast University Hospital
Queensland, Australia

Harsha Wechalekar
Lecturer in Anatomy and
    Neuroanatomy
UniSA Allied Health and Human
    Performance, City East Campus
University of South Australia
South Australia, Australia

原著前言

本书编写的初衷，是针对不同受众群体重点阐述计算机断层扫描（CT）的应用价值，尤其面向本科及研究生阶段的放射技师。全书融合国际专业智慧，系统涵盖 CT 物理原理、放射生物学、辐射防护与优化、患者护理、断层解剖学、各部位成像协议及常见疾病影像评估等核心主题。其目标不仅在于梳理 CT 领域的创新成果与前沿实践，更致力于深入解析 CT 影像评估体系，为实现优质医疗服务与安全保障提供理论支撑。

这本首先介绍了 CT 相关的基础知识、物理原理和患者护理。第 1 部分讨论了用于获取具有诊断质量 CT 图像的技术的最新创新成果及其重要性。这些内容对于理解全球范围内患者剂量优化的重要性至关重要。关于患者护理方面，涉及有效沟通方法、患者教育、知情书面同意、患者教育以及实验室检查结果和生命体征评估等内容。编者参考了近期的出版物和临床经验，并结合 CT 领域不断发展的技术进步趋势，每一章都会强调与 CT 相关的每个"子主题"的多方面用途和应用，以为学生和从业者提供一本包含关键信息的综合教材。

第 4 部分向读者介绍断面解剖学，这是放射技师工作中不可或缺的一部分。本书中的断面解剖学章节可以作为放射技师学习的补充资料。如果需要获取更全面的断面图像，读者应参考其他解剖学教材。CT 扫描方案因不同的扫描地点和不同的扫描仪而有所不同。由于没有普遍认可的统一扫描方案，读者应根据患者的个体情况、扫描仪的类型以及放射科医生或内科医生的偏好对成像方案进行调整。我们预计这本书将成为任何本科和研究生阶段放射技术专业以及 / 或者 CT 专业学生的重要教材，因为它从跨国视角全面呈现该专业的核心需求，同时明确了与 CT 实践相关的关键知识和理解要点。

本书旨在全面介绍计算机断层扫描（CT），着重阐述辐射物理学的多方面要素，涵盖成像方案和图像评估等内容。它基于现有的循证研究，让读者深入了解一般成像领域中当代及创新的技术与实践方法。本书并非仅仅聚焦于 CT 物理学和成像方案，还探讨了技术进步及辐射防护在 CT 领域的应用和潜力。全书重点强调了图像评估训练，指导读者如何识别正常、良性和恶性病变，并明确指出了学习要点和易犯错误。

鉴于医学放射学科领域的实践范围日益增大，对放射技师的专业执业能力也提出了更高的要求。CT 成像是医学影像评估中非常重要的成像方式，因此放射技师必须熟练掌握 CT 的检查和阅片方法，并为患者提供高质量的医疗服务，并保证患者安全。

本书旨在搭建关于 CT 技术、研究和患者护理之间的相互联系的讨论平台，为推动 CT 成像领域的深度实践提供兼具学术性和实用性的参考范式。

谢恩·周

克里斯托弗·M. 海尔

译者序

在医学影像学迅猛发展的今天，计算机断层扫描（CT）作为现代医学诊断体系的核心组成部分，其临床价值愈发凸显。CT 技术凭借无创、高效、精准的显著优势，为临床诊断提供了多维影像信息，有力推动了医学诊疗的进步。有数据显示，预计至 2025 年，我国 CT 设备总保有量将增至 66 038 台。值得关注的是，这一技术的突破并非仅依赖医学单一领域的发展——物理学家、化学家、计算机学家，乃至社会学家、管理学家、法学家、经济学家的跨学科协作，共同构筑了医学影像技术的发展基石。

一、CT 技术体系的多维解构与剂量优化逻辑

该书以 CT 的物理学原理与放射生物学为开篇，系统覆盖 CT 技术的全链条内容：

- 技术谱系：详解 CT "家族" 的技术分支，包括 512 排探测器 CT、双源 CT、能谱 CT 等前沿机型；
- 解剖与临床应用：涵盖各部位断层解剖、检查适应证与禁忌证、体位设计与参数优化，以及三维重组技术的应用场景；
- 辐射安全：以实事求是的态度剖析 CT 辐射热点话题，通过阐述检查的利弊观，自然引出剂量优化的必然性、可行性及实施路径。

在 CT 图像质量评估中，空间分辨率、密度分辨率、时间分辨率、信噪比及伪影构成五大核心维度，而工作效率、图像质量与辐射剂量的平衡则是技术实践的关键命题。书中围绕 "如何在快速扫描、Z 轴分辨率、噪声水平和辐射剂量间实现平衡"（即 ALARA 原则）展开深入论述，为临床操作提供理论支撑。

二、从技术操作到临床诊断的全链条实践

该书突破技术手册的局限，通过丰富案例构建 "ABCDES 方法" 解读 CT 图像，实现疾病诊断与鉴别诊断，并将 CT 技术应用于肿瘤 TNM 分期。书中特别强调："放射技师若未全面了解临床病史，不应进行放射检查；与患者的言语及非言语交流，有助于深化对临床病史的理解。" 对于随访检查及失败案例，书中提出 "需根据患者状况、重复成像的风险与获益综合评估"，充分体现了 CT 检查技术学的价值导向。

这种技术价值本质上是为诊断与治疗奠定基础——如同 "侦察兵" 一样为临床医师提供精准的影像依据，最终实现减少患者医疗支出、缓解痛苦、促进康复的目标。

三、人文关怀与技术规范的融合创新

作者匠心独运，专设 "患者护理" 章节，并将人文关怀渗透于各检查部位的操作规范中：

- 特殊人群照护：针对孕妇、婴幼儿及不同年龄段人群（新生儿、婴儿、学步儿童、学龄前儿童、学龄儿童、青少年及成年男女），详细规定衣物要求、环境标准，甚至考虑婴儿检查时的音响安抚细节；
- 风险管控：强调优化利益－风险比，通过医患沟通达成知情同意，践行临床诊治"规范化、个体化、人性化、微创化"的"四化"理念，融入循证医学、转化医学、价值医学与人文医学的现代医学观念。

在技术细节层面，书中对低剂量扫描的应用场景、固定患者的器材选择、团注跟踪触发扫描技术（如"根据儿童年龄调整监测延迟：每增长 1 岁延时 1 秒，直至 10 岁"）进行了科学阐释，既体现了辐射防护的严谨性，更彰显了医学工作者的治学精神。

四、跨模态对比与前沿议题的前瞻性覆盖

该书始终保持客观审慎的态度，不回避 CT 技术的局限性。例如，明确指出"对于某些疾病，因 MRI 的可及性，CT 对比增强现在已不是常规选择"，以减少辐射与对比剂肾毒性风险。在安全实践方面，特别强调"体位设计应尽量减少对眼球晶状体的照射"，并针对 CT 检查床运行中的安全隐患（如患者肢体夹伤案例）提出约束方案，极具临床指导价值。

值得关注的是，该书将新型冠状病毒肺炎（COVID-19）相关检查纳入体系，从患者视角构建差错防范机制，通过医患沟通与技术优化实现利益最大化、风险最小化。在语言表达上，书中采用形象化比喻（如指导患者呼吸配合时，比喻为"像潜入水下"或"吹灭生日蜡烛"），兼具专业性与可读性。

五、行业价值与推荐意义

这部著作将行业指南、标准与专家共识有机融合，集当代 CT 检查最新成果于一体，其独特价值在于：
- 突破技术操作手册的框架，构建"技术－诊断－人文"三维体系；
- 以跨学科思维揭示 CT 技术发展的多元动力；
- 以临床案例与数据支撑，实现理论深度与实践指导性的统一。

鉴于此，该书堪称 CT 领域不可多得的前沿著作，特引进版权并热忱推荐，以期为我国医学影像从业者提供参考，最终造福广大患者。

最后，鸣谢出版社的全体老师以及翻译委员会成员的辛勤劳动与付出。倘若读者对翻译及医学影像技术学有何想法或建议，敬请采用实名制＋单位加我的微信：1145486363，或通过邮箱：yingsong@sina.com 发来您的高见，我们全体翻译委员会成员将不胜感激！

王 骏

2024 年 12 月

于南京都市之巅

目 录

第 *1* 部分

计算机断层扫描的物理学原理及放射生物学

第 1 章

医学成像中的计算机断层扫描

在临床环境中，使用的计算机断层扫描（CT）成像方案/检查项目可以说不胜枚举，特别是当放射科医生和申请检查的临床医生有自己的特殊方案或侧重时。所有医疗机构（住院、门诊和急诊患者）最常见的 CT 方案/检查项目包括：

- 头颅 CT 平扫；
- 腹部和骨盆 CT 增强扫描；
- 胸部 CT 增强扫描；
- 腹部和骨盆 CT 平扫（如肾结石）；
- 胸部 CT 血管造影以排查肺栓塞；
- 颈椎 CT（用于创伤和疼痛管理）。

在大多数医疗机构中，头颅 CT 平扫占所有 CT 扫描的近 25%。腹部和骨盆 CT 增强扫描约占 20%。这六项扫描加起来约占全年所有 CT 扫描的 75%。

CT 于 1971 年被引入临床，最初仅限于在神经放射学领域的脑部轴位成像。后来 CT 发展成为一种多功能的 3D 全身成像方式，广泛应用于肿瘤学、血管放射学、心脏病学、创伤学和介入放射学等多个领域。如今，CT 通常用于：①患者的诊断和随访检查；②放射治疗计划（由放射治疗技师执行）；③对于具有特定风险因素的亚健康人群进行筛查（如心脏评分、肺癌筛查和肠癌筛查）。在放射治疗计划方面，专用 CT 扫描仪提供额外的宽口径，可以实现在更大的视野范围内进行 CT 扫描。在肿瘤学应用方面，CT 与 PET 或 SPECT 的组合实现了多模态成像，这是分子成像领域的一个突破。其他成像方面的新进展包括双源 CT（一种在不同电压下的两套 X 线球管的 CT 扫描仪），容积 CT（大的多排探测器，允许在一次旋转内扫描整个器官）和能谱 CT（采用两个独立的 X 线光子能谱，能够实现在不同能量下具有不同衰减特性的物质的可视化）。以下是历史上 CT 的重要里程碑的总结。

CT 成像的原理与普通 X 线摄影相似，关键在于 X 线的差异衰减。当 X 线束穿过人体时，大部分单个 X 线光子被人体吸收，或从扫描仪中散射出去，剩下的 X 线光子穿过人体到达探测器。因此，这就能构建出患者内部解剖结构的数字轮廓。这将在接下来的章节中进一步讨论。简而言之，CT 扫描仪通过检测不同组织的密度差异来辨识并显示不同的组织：

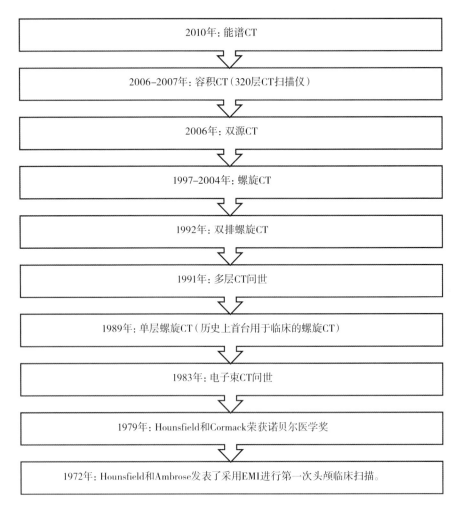

- 高密度物质，如骨骼和金属，在 CT 图像上显示为浅灰色或白色，因为这些物质衰减了原始 X 线束的很大一部分，因此在 CT 图像上显示为浅灰色或白色。
- 低密度物质，如气体和脂肪，则显示为深灰色或黑色，因为它们不像高密度物质衰减那么多。

　　第一部分对 CT 和放射生物学物理原理的回顾，旨在让读者全面理解医学影像中 CT 的基础和临床应用。第二部分概述了临床环境中的剂量优化策略，以及 CT 放射技师如何在保持高质量图像的同时减少其辐射剂量。第三部分提供了澳大利亚地区关于 CT 患者护理的观点，深入剖析和探讨 CT 科室与患者之间的多方面相互作用。随后，在第四部分向读者介绍横断面解剖学，其中包括头部、颈部、胸部、腹部、骨盆和肌肉骨骼系统的关键结构。在第五部分和第六部分中，读者将看到不同部位的 CT 成像方案和 CT 图像评价。本书的编排内在逻辑清晰，但读者也可以根据那些在日常实践中可能遇到的 CT 横断面解剖、成像方案和图像评价等问题，直接跳转至相关章节查阅。

（译者：孙兆晴　王　骏　王梦瑶　王晶艳　张　源　李媛媛）

第 2 章

计算机断层扫描的物理学原理

目录

2.1　引言

计算机断层扫描（CT）是由高弗雷·豪斯费尔德博士和艾伦·科马克发明研制的。因为他们在研发 CT 方面的工作，他们共同获得了 1979 年诺贝尔医学和生理学奖。从那时起，CT 的临床应用和技术进步迅速增长。目前，CT 已被广泛认为是诊断许多患者临床状况的重要临床成像工具，此外，CT 还可以协助许多医疗病症的管理和治疗。

本章将简要概述 CT 的物理学原理和技术。CT 操作人员，无论是放射诊断技师 / 放射技师，还是其他临床使用者，都必须对 CT 的物理学原理和技术有扎实的理解。CT 作为一种诊断性成像模式，其辐射剂量比其他任何临床成像模式都高，如果使用不当，有可能使受检患者受到高剂量的电离辐射。更多关于 CT 辐射剂量的细节见第三章。为了在尽可能低的辐射剂量下获得尽可能高的图像质量，需要优化 CT 扫描参数。鉴于这些重要考量，CT 放射技师 / 放射技术人员和其他 CT 操作人员不能仅满足于做按钮的推动者，或盲目遵循预设扫描方案，他们必须了解所有扫描和图像重建参数是如何相互关联的，从而在尽可能低的剂量下实现最优化成像。

2.2　为什么要做 CT？

CT 是在人体横断面上获得轴位图像的方法。图 2.1 显示了仰卧在 CT 检查床上的患者的轴位图像方位。关于如何获取轴位图像的更多细节将在后续说明。然而，这些 CT 轴位图像、其他平面的图像，以及人体的三维描绘均可被重建并显示。CT 过去被称为计算机化轴位断层扫描或 CAT 扫描。鉴于 CT 能够重建和显示轴位图像以外的图像，"轴位"或"A"已经从名称中去掉了（除非是有些电视节目和电影中才保留了旧称 CAT 扫描）。

平面或普通 X 射线成像展现了患者解剖结构的三维信息，尽管其成像范围通常远大于单层轴位 CT 图像。平面 X 射线图像的生成过程是：X 射线光子穿过患者解剖结构时，部分光子被组织衰减（即被阻止 / 吸收或散射），而未衰减的光子则穿出患者身体，被探测器或成像板记录到。平面 X 射线可视为将患者三维解剖结构压缩到二维（2D）成像板或接收器上。二维 X 射线图像反映了 X 射线照射范围内三维（3D）解剖结构的综合投影。

单张轴位 CT 图像或层面同样代表了患者解剖结构的一个三维层面。第三个维度即 CT 层面的宽度；然而，CT 成像中会包含多张层面，其厚度通常小于 1mm。多张薄层的叠加能更清晰地展现患者的第三维度。需注意的是，单张 CT 层面虽然是薄层解剖截面的二维呈现，但本质上仍属于三维解剖结构的一部分。常用面包切片来类比 CT 层面：图 2.2 展示了一条面包切片，当垂直观察某片面包时，其平面代表图像的 X 和 Y 维度，而面包片的厚度则对应图像的 Z 维度。

有时人们会提到，CT 最重要的方面在于解决了平面 X 射线将解剖结构的第三维度压缩的问题。然而，CT 最重要的优势在于，它比平面 X 射线的对比分辨率大大提高了。简而言之，平面 X 射线并非软组织解剖结构的最佳成像方式，因为软组织成像需要良好的对比分辨率。

在医学成像中，CT 的使用相比平面 X 射线极大地改善了软组织解剖结构的可视化效果。第一代 CT 扫描仪已经能够显示颅脑和脑室内的液体，这些在不使用任何形式的对比剂辅助的情况下，此前从未在 X 射线成像中被观察到过。

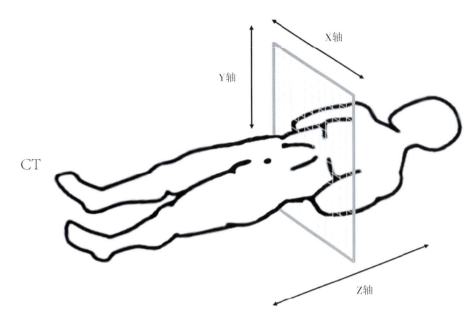

图 2.1　展示了人体轴位平面与人体长轴的关系。在 CT 成像中，获得的轴位图像将有 X 和 Y 两个维度，并代表沿 Z 轴的解剖结构的厚度

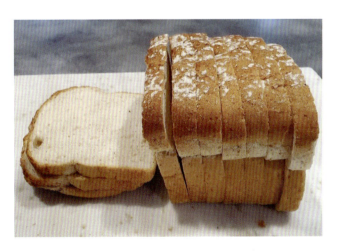

图 2.2　一条切片面包，与 CT 层面类似

在 X 射线成像中，对比度分辨率是指图像中可分辨组织间衰减差异的度量。要使平面 X 射线成像中组织呈现不同的图像密度，这些组织之间的衰减差异需达到约 5% 或更高。而在 CT 成像中，通常所需的衰减差异为 0.3% ~ 0.5% 或更大。如此微小的组织衰减差异能否被可视化，取决于诸多因素，包括所用 X 射线的量（辐射剂量）、像素大小、系统扫描重建类型

的噪声，以及本章节未予讨论的其他因素。

CT确实也存在一些缺点。与大多数其他X射线成像模式相比，用于获取CT层面的辐射剂量，以及能够提供那种对比度分辨率的剂量较高。因此，在制定和修改CT检查方案，以及为个体患者的CT检查定制曝光参数时，优化辐射剂量和图像质量是一个重要的考量因素。

那么为什么选择CT？CT在组织成像方面有所改进，因为它仅需组织之间存在微小的衰减差异；而且CT仅显示患者解剖结构的薄层切面，因此在很大程度上克服了三维结构在二维成像中的压缩问题。本章稍后将简要提及的另一优点是，这些薄层CT切面可以"堆叠"起来，以生成除原始轴位平面以外的其他解剖平面图像，并且能够制作出三维图像。

2.3   CT 设备

CT需要一些类似于平面或普通X射线成像的设备。本节的重点将讨论在CT中使用这些设备与平面X射线相比的差异，并简要介绍创建CT图像所需的其他设备。

2.3.1   CT 主要部件

与所有的X线成像一样，三个主要部件分别是：一个X线管，用于产生X线光子；一个高压发生器，用于为X线管产生高电压和电流；以及探测、读取和记录患者体内存在的X线光子的装置。这三个主要部件安装在X线机架上。图2.3是CT机架和检查床的照片。正如稍后将详细讨论的那样，这三个部件在机架内围绕患者持续旋转。

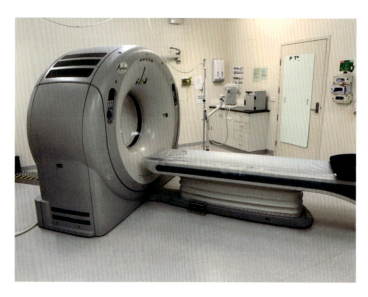

图 2.3   CT 机架和 CT 检查床

在CT中，所选择的X射线管电压被限制在一定的峰值千伏电压（kVp）之间，常用的峰电压为80、100、120和140kVp。减少选择的原因稍后将在Hounsfield单位/CT值中分别讨论。CT扫描和普通X线的一个主要区别是X线管产生的热量。CT扫描需要更长的X线曝光时间，例如，与同一患者的平面 X 线图像的毫秒曝光时间相比，对患者腹部进行 CT 扫描需要几秒钟。因此，CT X 线管的热容量和散热率远远超过了普通 X 线管。不同的 CT 生产厂家采取了不同的方法来解决 CT 扫描中的散热问题。

所有的 X 线管都能产生多色 X 射线束。多色 X 线束包含许多不同能量的 X 线光子，在 CT 中，这可能会导致问题，并可能在图像中产生伪影（参见本章末尾的伪影部分）。CT X 线束需要有更高的过滤级别，以去除能量较低的 X 线光子。类似于平面 X 线，过滤是通过采用一定厚度的铝（Al）和 / 或铜（Cu）来实现的，通常在 CT 中要比平面 X 线使用的更厚。

CT 的另一个问题是，人体解剖学的大多数横断面，例如，在轴位平面上，呈卵形或接近圆形。当 X 线光子穿过一个椭圆形物体的中心时，所经过的距离要大于该物体边缘的距离。为此采用成形滤过板，如蝶形滤过板，用于增加 X 线束边缘的 X 线光子的衰减，从而形成射出强度更均匀的 X 线光束。蝶形滤过板的使用有助于使最终 CT 图像呈现更均匀的显示。根据临床检查需求，可以将蝶形滤过板取出或插入到 X 线束中。图 2.4 中可以看到一个蝶形滤过板的示意图。

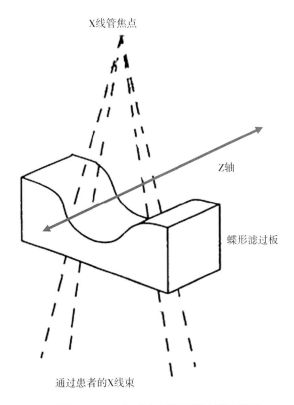

图 2.4　CT 中采用的蝶形滤过板示意图

由于 CT 机架内的 X 线管和探测器连续旋转，高压发生器必须安装在 CT 机架内，并与 X 线管和探测器一起围绕患者旋转。这意味着高压发生器必须相对较小，为了达到这样的尺寸，需要使用高频发生器。

X 线光子在 X 线管中产生，穿过患者并被患者的解剖结构衰减。随后，这些 X 线光子离开患者身体并被检测和记录。与平面X线成像板不同，CT探测器是单排探测器。通过使用多排探测器，可以在X线管和探测器每旋转一周时获得多个轴位图像。在单排探测器中，通常会有900多个独立的探测器。在每个时间点（更常用的术语是在X线管和探测器的每个机架角），这900多个探测器会记录射出光束的强度。这900多个X线强度值被转换成电信号，然后被数字化并存储在计算机中。对于每个给定的机架角度，都会生成一排900多个数值。这些单行或数值称为层面图像。更多关于层面图像的细节将在CT图像重建部分讨论。

CT探测器现在有多排探测器。早期的CT扫描仪主要有一排探测器，尽管有些有两排。通过X线管和探测器的每次旋转，可以获得一幅或两幅图像。后来CT制造商只生产具有至少64排探测器的CT扫描仪，而现在则生产512排或更多排探测器。但如果认为一台有512排探测器的CT扫描仪将生成512层CT图像，这种理解过于简单，其原因将在本节稍后简要介绍。这是由于患者在X线管和探测器旋转期间在检查床上被移动，这被称为螺旋或螺旋采集，相对于轴位采集时，在机架旋转期间，患者是静止的。

CT探测器的一个重要特性是它们对X线光子的探测能力，以及将光子探测转化为电信号的转换效率。探测和转换效率一直是CT制造商的一个主要关注点。探测器的探测效率和转换效率越高，产生高信噪比电信号所需的辐射剂量就越小，而且患者接受的辐射剂量也越小，这是很重要的。

2.3.2　CT 其他部件

如图2.3所示，CT机架使X线管、探测器和发生器能够围绕患者旋转。获取层面图像——即机架围绕患者每旋转360°度时，在每个机架角采集的强度值序列，是CT成像的关键环节。在实现机架持续旋转的同时，既要为机架组件供电又要将数据传回计算机，这一机制是通过滑环技术实现的。滑环能够在静止部件与旋转部件之间传递电信号及数据。在CT扫描中应用滑环技术，将每旋转一圈的扫描时间从数秒缩短至现今的0.3秒甚至更短。凭借这种旋转速度及多探测器配置，大多数CT检查仅需数分钟即可完成，而传统扫描需耗时30～60分钟。这既提升了患者的舒适度，也优化了成像效率。

探测器接收到的X线光子数量被转换为可用于计算机的数字信息，这一转换过程由称为数字采集系统（DAS）的CT组件实现。DAS本质上是一个模拟数字转换（ADC）系统及流程。ADC从每个探测器获取模拟电信号，并将其转换为可用于生成数字CT图像的数值。DAS的组成部分包括探测器、ADC以及通过滑环与计算机连接，用于数据存储和图像重建。

CT设备还包括一张CT检查床。检查床必须能够支撑体型较大的患者，而且关键的是，不能对X射线束造成显著水平的衰减。碳纤维因其兼具强度和低衰减特性，常被用于CT检查床的制造中。

CT扫描仪的名称中包含了"计算机"一词。CT扫描仪是在20世纪60年代末至整个70年代开发并投入使用的，当时革命性的医疗设备已将计算机整合进系统中。正如后文将更详细讨论的那样，计算机的作用在于执行数学运算，这些运算是将扫描剖面（即探测器捕获并转换为数字数据的信息）转化为数字图像所必需的。现今典型的CT计算机还具备多种功能，包括：

- CT图像的检查、显示和处理；

- CT 图像的局部存储；
- 连接到图像存储和通信系统（PACS），以便存储图像，并能够用患者图像和信息进行检索，然后能够将图像传输到医院周围或世界任何角落；
- 将薄层轴位 CT 图像转换成代表人体的其他平面的图像或 3D 图像或电影图像。

2.4　数字影像及显示

2.4.1　数字影像简介

数字图像可以被看作是 2D 数字阵列，如图 2.5 所示。这些数字代表像素（图像元素）值。在 CT 图像中，像素被称为 Hounsfield 单位（HU）或 CT 值。CT 图像中的一个 HU 或 CT 值表示患者体内某个部位的 X 线衰减量。在 CT 中，一个像素对应患者体内的一个三维解剖体积，被称为体素。体素的深度即为层面的厚度。

100	101	105	110	113	113	111	108	112	114	113	114	120	133	143
98	103	106	104	107	113	117	113	123	131	136	138	143	152	162
109	114	115	114	122	135	148	144	145	155	167	168	163	165	174
137	139	139	139	146	160	169	161	161	167	175	180	179	178	178
155	163	171	176	176	172	170	190	186	181	175	181	187	189	184
166	163	166	171	180	183	184	172	182	187	183	174	162	140	118
188	189	193	195	187	174	160	173	159	124	80	48	41	40	40
173	168	162	152	129	100	80	40	40	42	42	44	40	43	48
102	72	48	40	40	40	40	47	44	42	42	44	40	43	48
40	40	41	40	42	41	40	47	40	42	43	40	40	40	41
40	40	40	41	40	40	40	41	40	40	40	40	40	40	40
40	41	40	40	40	41	40	40	40	40	40	40	40	40	40
40	40	41	40	41	40	40	40	40	40	40	40	40	40	40
40	40	40	40	40	40	40	40	40	40	40	41	40	40	41
40	40	41	41	40	40	40	40	40	40	41	40	40	40	40

图 2.5　数字影像的数值阵列。像素值按行与列分布，以提供像素的空间位置信息。箭头表示还有更多的行和列没有显示。一个典型的 CT 图像通常有 512 行 ×512 列或有时为 1024 行 ×1024 列

数字图像总是矩形的，但是，获得的 CT 图像却是正方形的，重建的或者重组的 CT 图像可以是矩形的。获得的一个 CT 图像通常具有 512 行和 512 列，或者 1024 行和 1024 列像素。每个像素的大小由围绕患者旋转的 X 线束的 XY 尺寸大小决定。这就是所谓的扫描视野

（SFOV）。SFOV 将在本章后面详细讨论。

每个像素值都是一个整数，也就是说，它必须是一个数值，且不能有小数点值作为数字的一部分。大多数 CT 像素的最大值为 3071，最小值为 1024。也就是说，它们具有 12bit 位深，并且具有符号数（这意味着正整数和负整数数值都是可能的）。12bit 位深表示 2 的 12 次方（即 2^{12} 或 2 乘以 2，共 12 次），因此，每个像素有 4096 个可能的 CT 值。能够表示负值这一特性，不常见于数字图像，但在 CT 中很重要，将在后面讨论。

2.4.2 数字影像显示

CT 扫描可以看作是存储在计算机中的阵列或矩阵数。重要的是，必须显示扫描值 HU 或 CT 值，以便观察者能够理解这些数值代表什么。在 CT 扫描中，HU 或 CT 值代表体素中 X 线的衰减量。体素是由像素的 X 和 Y 方向上的大小，以及 Z 轴的扫描 / 层厚确定的患者组织的体积。HU 或 CT 值有一个线性范围，从没有或非常小的 X 线衰减，如气体，到大量的 X 线衰减，如致密的骨骼或金属。因此，HU 或 CT 值的显示也采用线性标度。

显示数值阵列的一种可能方法是采用 3D 绘图。图 2.6 显示了一个使用 3D 绘图显示的 CT 扫描示例。在此图中，HU 或 CT 值由该图 Z 轴上的高度表示。Z 轴代表 X 线的衰减程度，数值从 –1024 到 3071。

图 2.6 并不是表示和显示 HU 或 CT 值的最佳方式。当相邻解剖部位间的 HU 值发生微小变化时，这种变化会在巨大的 Z 轴中丢失。显示 HU 或 CT 值的一个更好的方法是通过图像。图 2.7 显示了与图 2.6 相同的 CT 值，但以图像形式呈现。单次轴位 CT 扫描数据的最佳显示方式，就是将其展示为一幅 CT 图像。

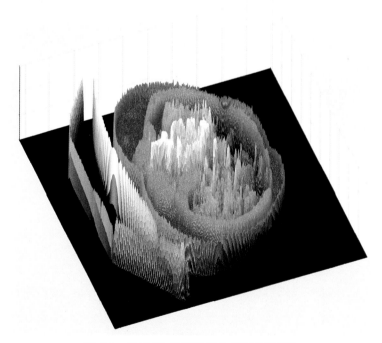

图 2.6 使用 3D 图形显示的 CT 扫描图像

在 CT 图像中使用的彩色显示需要有一个线性标度。在图像中显示线性标度值的最佳方法是采用灰度。对于 CT 和 X 线图像，白色表示高度衰减，黑色表示没有衰减或衰减很小。这种从白色到黑色的色阶能直观呈现不同灰度所对应的衰减程度，便于理解白色、灰色和黑色代表什么。

在图像中显示 CT 值的一个问题是，HU 或 CT 值可能从 –1024 到 3071。在数字图像中，如果显示所有这些值，将导致显示的图像对比度极低。在图 2.8 中可以看到使用与图 2.7 相同的图像的示例。

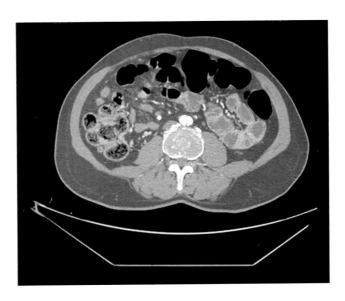

图 2.7　以图像形式显示的 CT 扫描

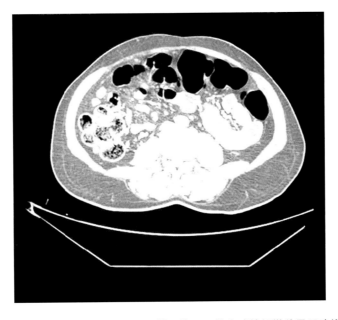

图 2.8　以低对比度显示的 CT 扫描图像。X 线衰减的细微差异无法辨识

2.4.3　窗宽与窗位

CT 图像需要能够被显示，以便用户可以调整显示图像的对比度和亮度，这将有助于用户看到 X 射线衰减的差异在图像中所描绘的灰度。改变图像的亮度和对比度是采用一个叫做查找表（LUTs）的计算机函数来完成的。在 CT 中，所采用的 LUT 过程被称为窗宽（WW）和窗位（WL）或窗中心（WC）。通过改变 WW/WL，用户可以设置 HU 值的上下边界。在上界及其上方，所有 HU 值将在显示的图像中显示为白色。在下界及其下方，所有 HU 值都将显示为黑色。位于上下边界之间的 HU 值将以不同的灰度色调展现。

更常见的描述 WW/WL 所使用的方法是，WW 设置显示的 HU 值在白色和黑色之间的范围，而 WL（或 WC）值则是位于上下边界中间的 HU 值，即 WW 范围中心点的值。这两个数值共同描述显示图像的对比度和亮度。例如，WW/WL 为 100/40 时，将显示对比度相对较高的 CT 图像，而 WW/WL 为 1000/40 时，将显示对比度相对较低的 CT 图像。如果显示的 CT 图像 WW/WL 为 100/200，则在该范围内显示的 HU 值会更高，图像会显示得更白或更亮。同一 CT 图像在不同 WW/WLs 下的对比效果可参见图 2.9。

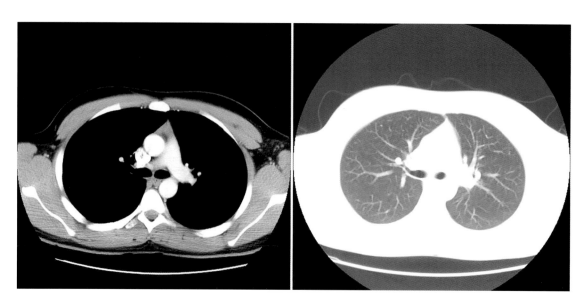

图 2.9　同一 CT 扫描显示两种不同的 WW/WL 设置。左边的 WW/WL 是 300/40，显示了纵隔和肌肉。右边的 WW/WL 是 1000/-750，显示的是肺部结构

图 2.10a-c 显示了 WW 和 WL 不同等级的 LUTs 图。CT 图像的 HU 值被绘制在 X 轴上，这些值将如何从黑色到白色显示则绘制在 Y 轴上。在图 2.10a 中，CT 图像中低于 -150HU 的值将显示为黑色，高于 250HU 的值将显示为白色图像。

放射科医生和其他临床医生可能需要测量 HU 值，例如，肝脏中的卵圆形外观的 HU 值，以帮助确定病变的类型。一个重要的理解是，调整显示图像的 WW/WL 等级不会改变图像的 HU 值。

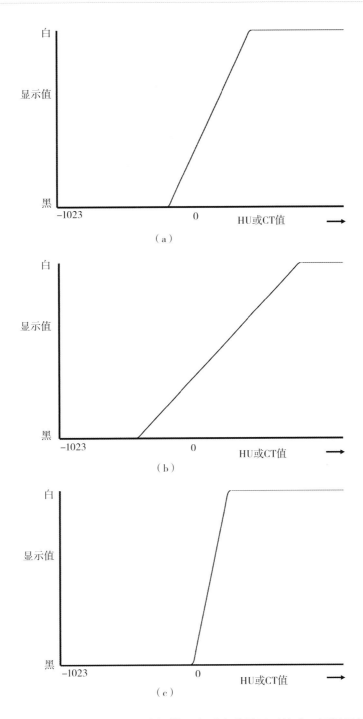

图 2.10　（a）WW/WL 为 400/50。这种设置能提供一个适中的显示对比度，可用于显示软组织。（b）
WW/WL 为 1000/–450。这种设置提供的显示对比度低，可用于显示肺部。（c）WW/WL 为 70/40。这种设
置可以提供的显示对比度高，可用于显示均匀的器官，如肝脏

2.5 图像采集与重建

2.5.1 CT 图像采集

在CT中，与其他X射线成像方式一样，最初从X线管中射出的光子数量取决于kVp的设置、以毫安（mA）为单位的管电流和X线束中所使用的过滤。正如本节后面将要讨论的，这是原始的X线强度（I_0）。X线管和围绕患者的探测器单次旋转360°的时间，即扫描时间，将提供单次扫描层面所需的毫安秒（mAs）的秒数值。目前典型的扫描时间小于0.5秒。

CT图像采集是通过在Z轴上以强度为I_0的X线光子的窄光束对患者进行照射来实现的。X线束在XY方向上具有一定的宽度来覆盖探测器，被称为扇形束。部分X线光子经过患者体内被衰减，而另一部分则会穿过患者。射出的光子将由这排探测器中的每个探测器测量并记录。图2.11描述了球管的旋转和一排探测器围绕患者头部旋转的情况。每个探测器上测得的强度用字母I表示。而一排强度值，I，则被称为扫描层面。

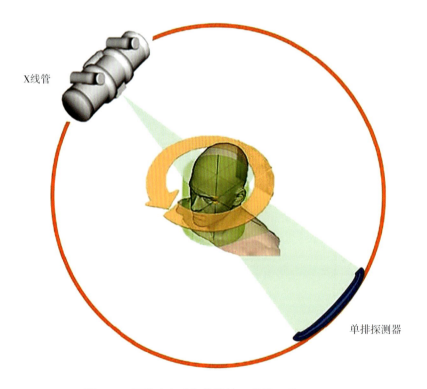

X线管

单排探测器

图 2.11   围绕患者头部旋转的 X 线管和单排探测器

在目前的 CT 扫描仪中，使用了多排探测器。因此，在 X 线管和探测器围绕患者进行一次旋转360°的过程中，在每个机架角度捕获多个扫描层面。图 2.12 描述了球管和多排探测器围绕患者头部进行旋转的场景。注意在这个图中，X 线束在扫描仪的 Z 轴更宽，以覆盖更多数目的探测器。每排探测器具有 900 多个独立探测单元。

CT 扫描有两种方式：一种是患者静止不动，另一种是患者在 X 线管和探测器旋转时移动。

当患者静止不动时，这就是所谓的"轴位"CT 扫描。当患者移动时，则被称为"螺旋"或"螺旋"扫描。

在轴位扫描中，患者无需移动。X 线管和探测器通过 360° 的旋转产生多个扫描层面。由于患者保持静止，这些扫描图像都来自患者的同一解剖部位。因此，X 线强度测量，I，在每个探测器和每个扫描层面可以完全归因于扫描解剖结构的相同衰减特性。在螺旋扫描中，情况并非如此，需要做出调整。

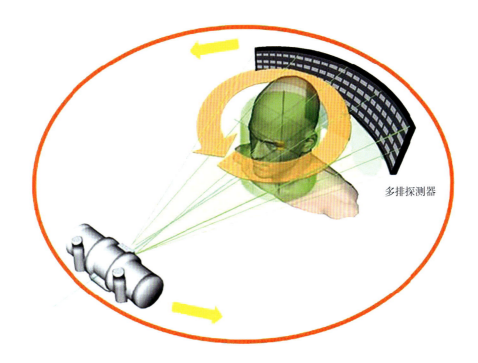

多排探测器

图 2.12　显示多排探测器围绕患者头部旋转的 X 线管和多排探测器的场景

首先，考虑轴位扫描中的扫描图像。在机架的每个角度，一排探测器（900 多个探测器）中的每个探测器都会记录 X 线束的强度。图 2.13 显示了重建问题的第一个方面和每个探测器记录的强度。

Beer-Lambert 定律，也被称为比尔 – 朗伯定律，其表达式如下：

$$I=I_0 e^{-\mu x} \tag{2.1}$$

其中 I 是每个探测器测得的 X 线强度，I_0 是原始 X 线强度，μ 是沿 X 线束路径的总衰减量，x 是 X 线束经过的距离。

Beer-Lambert 定律简明指出，测量强度 I 将依赖于在 X 线束路径中物体的衰减特性和路径的长度而呈指数衰减。在图 2.13 中，X 线束的路径被分成 512 个小物体，每个小物体都有自己的衰减系数 μ 和已知的大小。

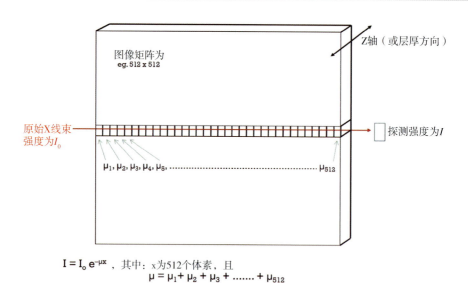

$$I = I_o \, e^{-\mu x}, \text{其中：x 为 512 个体素，且}$$
$$\mu = \mu_1 + \mu_2 + \mu_3 + \dots\dots + \mu_{512}$$

图 2.13　基于衰减特性（μ）和 X 射线穿过物体的距离，记录 X 射线强度的 Beer–Lambert 定律

2.5.2　CT 图像重建问题

　　CT 图像重建问题随后被用于计算 CT 层厚中每个体素的线性衰减系数 μ。例如，在图 2.13 中，沿着 X 射线束的一条路径，需要重建 512 次 μ 值。对于整幅图像，总共需要计算 262 144 个体素的 μ 值。原始 X 射线强度 I_0 已知或可测量，而 X 射线束强度 I 则由探测器测得。体素深度由 X 射线束的准直或探测器在 Z 方向的宽度决定。体素的 X 和 Y 尺寸即像素大小，像素大小取决于扫描野（SFOV）及最终图像的行列数。CT 图像由 512 行和 512 列（或 1024 × ×1024）像素构成，因此 X 与 Y 方向的像素大小为 SFOV/512，最终像素值代表体素深度。由此，X 射线束路径距离 x 为已知量。

　　在每排探测器中的每一个探测器中，所有强度值 I 均可被测量，而 I 值序列则构成了层面图像。扫描图像简化为代表 X 射线束强度的一排数字，如图 2.14 所示。在机架旋转每个角度时获取多个扫描图像。在此示例中，我们假设机架每旋转 1° 就采集一个层面数据。也就是说，X 射线管和探测器围绕患者旋转一周期间，将采集到 360 个层面数据。

　　围绕患者 360° 旋转所得到的层面数据可以共同显示为一幅正弦图。这些来自正弦图的扫描图像数据随后被用于图像重建。在图 2.15 中，扫描图像值被排列成 900 多列的矩阵行中，对应于探测器数量，即每个扫描图像的数值个数。随后为这些数值分配灰度等级，使得矩阵可被视作图像。图中示例显示，第一个所捕获的扫描图像数据是 0° 的机架角度，因此正弦图的顶行即为这些数值。随着扫描图像数据在从 0° 旋转至 180°，再回到 0° 或 360° 的过程中被采集，扫描图像的数值被依次添加到矩阵的每一行。

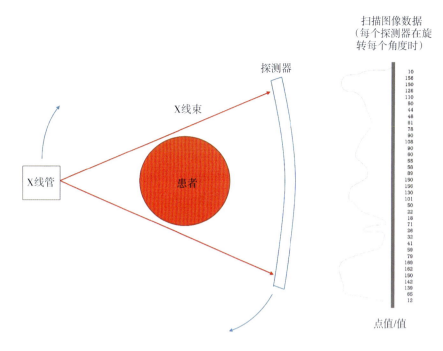

图 2.14　扫描图像是一排数字，表示在一排探测器中每个探测器所测量的 X 线强度。扫描图像数据是在机架的每个旋转角度收集的。没有显示 Z 轴的线束宽度

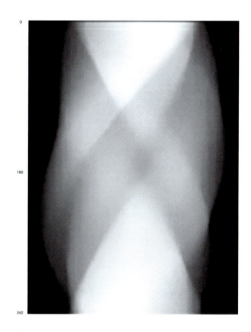

图 2.15　在机架旋转 360° 过程中，正弦图表示所有扫描图像的组成，穿过图像上的每条线，表示单个扫描图像的值

2.5.3　螺旋 / 螺旋扫描

将 CT 扫描图像数据转换为 CT 图像的重建方法有很多种。在过去的 10 年里，CT 制造商们非常重视研发新的重建算法，新迭代重建技术显著降低了 CT 图像中的噪声。通过降低图像中的噪声，可以减少 CT 扫描参数中的 mA 和时间。而如果使用早期的重建方法，将产生一个低质量的噪声图像，可能没有任何诊断价值。迭代重建技术克服了噪声的影响，使得在降低辐射剂量的同时仍能获得优质图像，从而减少了患者在扫描过程中受到的辐射剂量。这将在本章后面更详细地讨论。2020 年，欧几里德 · 西拉姆博士在《放射技术》第 92 卷第 2 期发表了一篇关于图像重建方法的文章，为计算机断层扫描图像重建提供了一个很好的概述。

本节的重点将提供一个早期的 CT 重建方法的概述，这仍然使用，称为滤波反投影（FBP）。

FBP 中的反投影过程可以用图 2.16 来解释。在这张图中，"X 线"束穿过了一个具有两种不同衰减特性的未知物体。在这个示例中，只收集了四个扫描图像。利用"X 线"束从机架的垂直位置以 45°、90°、135° 和 180° 四个角度穿过物体，形成四个扫描图像数据。彩色线条代表"X 线"束的一些路径。

四个 5×5 阵列，其大小与最终的图像阵列相同，被放置在收集扫描图像的相同角度位置。例如，当探测器距离垂直位置 45° 时收集扫描图像 1；当探测器距离垂直位置 90° 时收集扫描图像 2。然后将扫描图像值反投影到每个相应的阵列上。例如，在图像 2 中，顶部扫描图像值为 5。阵列和最终图像是一个 5×5 的矩阵。由于矩阵顶行有 5 个像素，每个图像值除以 5（像素数），结果被放置在矩阵顶行的每个像素中。注意，这是一个使用 Microsoft Excel 创建的示例，因此该方法稍作修改，以适应 Excel 的使用和较少的扫描图像值。

在这个例子中，四个反投影矩阵被加在一起，最终得到一个 5×5 的矩阵，然后总像素值被一个常数除。结果输出"图像"如图 2.17 所示。使用 Microsoft Excel，根据单元格或"像素"的最终值将其着色为灰色——这与使用 LUT 或 WW/WL 显示 CT 图像的过程相同。鉴于这个最终的"图像"仅有四个扫描图像数据生成，该"图像"对未知物体实现了合理呈现。可以使用 Microsoft Excel 或类似的软件自己尝试。

上面描述的反投影方法显示的是扫描层面在矩阵上彼此平行的投影。然而，产生 CT 扫描层面的 X 线束从一个点源开始，并在探测器的宽度上呈扇形散开，如图 2.14 所示。为了在反投影方法中修正这一点，需要额外的算法。

简单的反投影方法的主要问题在于，它在物体周围产生了一个星状图案，从而使物体显得模糊。图 2.18 是使用简单的反体投影方法产生的圆形物质的示意图。图像中的灰线代表了扫描层面的乘倍值，如物体的灰色阴影。多次扫描层面已经被反投影到最终的图像上，在物体周围留下了一个星状图案。

为了克服使用简单的反投影方法产生的星图，对扫描层面进行了过滤，因此命名为 FBP。过滤器的替代名称是卷积内核。过滤或卷积是在每个扫描层面上进行的，可以被视为该扫描层面的一个边缘增强过程。扫描层面的边缘增强 / 过滤 / 卷积结果如图 2.19 所示。滤波后的扫描层面用于反投影方法和使用滤波层面的结果是去除星状伪影和模糊的物体。

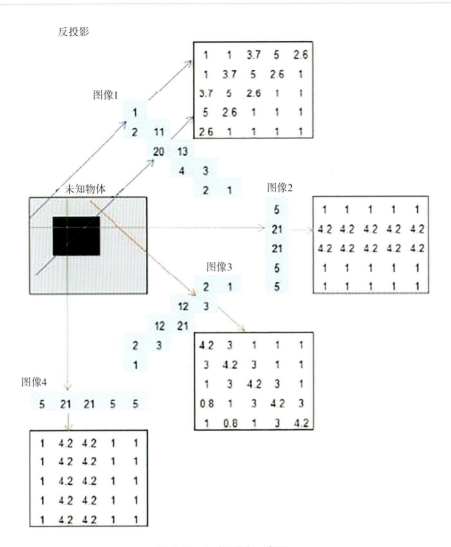

图 2.16　反投影法示意图

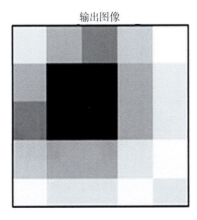

输出图像

图 2.17　采用 Microsoft Excel 反投影方法从未知物体获得的输出图像，如图 2.16 所示

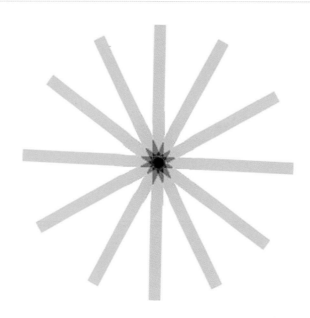

图 2.18　经过简单反投影处理的圆形物体。简单的反投影方法在物体周围产生一个星形图案，导致物体显示模糊

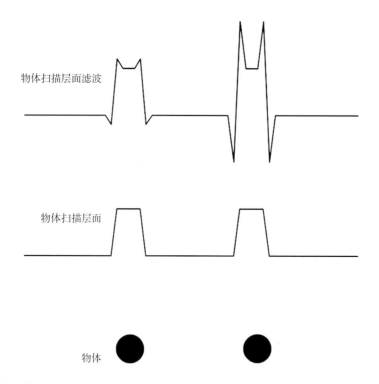

图 2.19　圆形物体扫描层面的结果图像（中）及扫描层面滤波图像（顶层）。右侧的滤波扫描层面采用了不同的滤波算法或卷积内核，能够提供更强的边缘增强效果。它可以用于"骨性"重建算法

　　在扫描层面上改变使用的滤波器或卷积，可以改变重建图像的外观。一旦扫描层面被捕

获和存储，就可以从现有的扫描层面采用与原始图像不同的滤过或卷积产生一幅新的图像。例如，CT 检查可能需要同时显示软组织和骨。可采用"标准"重建算法进行图像重建，以最佳地显示软组织，随后使用"边缘"或"骨"重建算法来优化骨骼结构的显示。在图 2.19 中，可以看到滤波算法的差异，右边显示的是"骨"滤波算法。通常还可以提供其他重建算法。例如，"肺"重建算法通常用于肺的薄层 CT 扫描，能显著增强细支气管和肺泡的显示效果（参见图 2.29d，采用体模，并与 2.28a 中的图像进行比较）。因此，可以从相同的扫描图像重建多组图像，而无需重新扫描患者，并突出图像中的不同解剖结构。

2.5.4　CT 图像重建

　　螺旋 CT 是在 X 线管发射 X 射线，并与探测器一起围绕机架旋转时，通过移动患者来实现的。机架和患者的移动如图 2.20 所示。

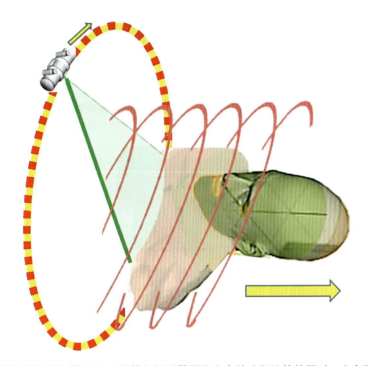

图 2.20　螺旋或螺旋扫描显示 X 线管和探测器围绕患者的头部旋转的同时，患者通过机架移动

　　X 线束所经过的路径将围绕一个圆柱形物体形成螺旋形状，注意 X 线束在 Z 轴具有一定的宽度。X 线束的路径如图 2.21 所示。

　　轴位扫描时，在患者移动到下一个扫描位置时必须关闭 X 射线，增加了整体扫描时间。螺旋扫描减少了患者的扫描时间。螺距是指机架每旋转 360° 时，检查床移动的距离与线束准直的宽度的比值。螺距为 1 时，意味着检查床在 Z 轴上移动的距离与线束准直的宽度相同。螺距大于 1，意味着检查床移动的距离大于线束的宽度。一些示例如图 2.22 所示。

　　当采用螺旋扫描方式时，在机架完成 360° 旋转期间，检查床上的患者会沿 Z 轴方向移动。在旋转 360° 的过程中，产生最终层面图像，意味着 X 线束没有通过同一的解剖结构。如果

层面图像宽度约为 1.8mm × 5mm，因此螺旋图像的实际厚度为 9mm，而非 5mm。使用的螺距越大，层面轮廓拓宽越显著。为解决这一问题，需采用 180° 插值法。

180° 插值方法考虑到了从每个扫描图像可以产生一个相等但相反的扫描图像。这方面的例子可以在图 2.24 中看到。这里，两个扫描图像显示在 90° 和 270° 机架角度。它们具有相同的强度 I 数值，但顺序相反，归咎于机架旋转了 180°。

90° 扫描图像 ...... 270° 扫描图像

0	0	0	0	0	0	0	0	0	0	0	0	0	0	0	0	0
20	0	0	0	0	4	4	4	4	4	0	0	0	0	0	0	20
32	0	0	0	4	4	4	4	4	4	4	0	0	0	0	0	32
40	0	0	4	4	4	4	4	4	4	4	4	0	0	0	0	40
56	0	0	4	4	5	10	5	4	4	4	4	4	0	0	0	56
110	0	4	4	4	10	50	10	4	4	4	4	0	0	0	0	110
92	0	4	4	4	5	10	5	4	4	10	20	10	4	4	4	92
144	0	4	4	4	4	4	4	4	20	60	20	4	4	4	0	144
84	0	4	4	4	4	4	4	4	10	20	10	4	4	0	0	84
52	0	0	4	4	4	4	4	4	4	4	4	0	0	0	0	52
52	0	0	4	4	4	5	10	5	4	4	0	0	0	0	0	52
102	0	0	4	4	4	10	50	10	4	4	4	0	0	0	0	102
44	0	0	0	4	4	5	10	5	4	4	4	0	0	0	0	44
28	0	0	0	0	4	4	4	4	4	0	0	0	0	0	0	28
12	0	0	0	0	0	0	4	4	0	0	0	0	0	0	0	12
0	0	0	0	0	0	0	0	0	0	0	0	0	0	0	0	0

体素 μ 值的总和在旋转 180° 时相等且相反

图 2.24　在机架旋转 180° 时的相等但相反的扫描层面。红色箭头显示产生两幅扫描图像的 X 线束方向

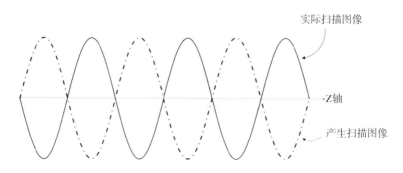

图 2.25　实际扫描图像和产生或假设图像的机架角度位置。在相同的 Z 轴位置，实际图像与假设图像的机架旋转角度相差 180°

利用这一特性，可以创建第二条螺旋路径的假设层面图像，这些图像与每次扫描图像大小相等但方向相反。生成的扫描图像与原扫描层面图像在机架角度上相差 180°，但处于患者相同的 Z 轴位置。为整个 CT 扫描的螺旋路径创建假设层面图像后，会形成第二个或称为伪正

弦图（原始正弦图示例见图 2.15），该图用于插值处理过程。另一种理解方式如图 2.25 所示：图中以正弦波形式表示机架位置（单位为度），实线代表原始扫描图像的生成角度，虚线则标示假设扫描图像的生成角度。

在 180° 插值过程中使用原始和假设扫描图像，即所谓的 180° 螺旋重建过程，图像的层面数据仅增加约 130%，而不是 360° 螺旋重建过程的 180%。

采用 180° 螺旋插值技术，从 5mm Z 轴宽探测器获取的 CT 图像，其层面轮廓宽度大约为 $1.3 \times 5mm$，即 6.5mm 厚，而非使用 360° 螺旋重建过程时的 9mm 厚度。通过 180° 螺旋重建过程生成的图像层面轮廓，在厚度上接近于采用轴位扫描技术所获得的层面。

无论采用轴位扫描还是螺旋扫描中的哪一种方法，其结果都是生成用于创建或重建 CT 图像的扫描图像数据。

2.5.5　Hounsfield 单位 /CT 值

图像重建过程的结果是一个数字阵列。阵列中每个像素值代表该像素所对应体素的线性衰减系数（μ）。使用线性衰减系数作为像素值存在几个问题。大多数图像要求像素值为整数，即完整的数字。水在 60keV 能量下的线性衰减系数（μ）约为 0.206cm^{-1}（Hubbell 和 Seltzer，2004）。虽然这样的数字可以存储在计算机中，但整数更适合用于图像。下一个问题是物体的 μ 会随着 X 线束能量的变化而变化。水在 100keV 能量下的线性衰减系数 (μ) 约为 0.170cm^{-1}（Hubbell 和 Seltzer，2004）。为了使像素值的存储更加简便和一致，即不依赖于 X 射线束的能量，人们设计了亨氏单位（HU）或 CT 值。以下方程用于将 μ 的值转换为 HU 值：

$$HU = \left[(\mu_{物} - \mu_{水}) / \mu_{水} \right] \times k \qquad (2.2)$$

其中 HU 是 Hounsfield 单位或 CT 值，$\mu_{水}$ 是 kVp/ 滤过板组合时水的线性衰减系数，$\mu_{物}$ 是每个矩阵值的线性衰减系数，$k = 1000$。

$\mu_{水}$ 在扫描开始之前就已经知道了，并储存在 CT 的计算机中。这些值对于 CT 扫描仪上可以使用的每个 kVp 设置和滤过板组合都是已知的。这就是为什么在 CT 扫描中只允许使用几种 kVp 设置的原因。常数 k 允许方程的结果大于带小数点的小数。CT 值为 1000 表示 HU 值的范围在 –1024 ～ + 3071 之间，或者用数字值来表示，适合在 12bit 值的范围内。

以下是使用等式 2.2 的例子：

μ（cm^{-1}）：骨皮质 = 0.604；骨髓质 = 0.213，水 = 0.206

骨皮质的 HU =（0.604–0.206）/0.206 × 1000

骨 =1935（四舍五入）

骨髓质的 HU =（0.214–0.206）/0.206 × 1000

骨髓质 =39（四舍五入）

从方程 2.2 也可以看出，水的 HU 值为零。任何衰减特性小于水的物体都会有负的 HU 值，任何衰减特性大于水的物体都会有正的 HU 值。从 $\mu_{水}$ 和 $\mu_{物}$ 的关系来看，μ 的变化速度取决于 X 线束的能量，不管扫描中采用了什么 kVp 和滤过板组合，物体的 HU 单位大致相同。例如，采用 120kVp 获得体内软组织的 HU 值可能为 40，如果采用 80 或 140kVp 时该 HU 值也会相似。HU 值的这一特性意味着 CT 是少数能够提供物体 X 线衰减测量的成像方式之一。在 CT 中，它是对物体的 X 射线衰减与水的 X 射线衰减的相对值。

2.5.6　薄层与厚层

　　早期的 CT 扫描仪只有一排探测器，而不是多排。这些 CT 扫描仪的探测器的宽度较大，例如层厚 10mm，是依据 Z 轴 X 射线准直来控制的，从最大 10mm 下降到所需的层厚（例如 2mm）。当前的 CT 扫描仪有多排探测器。通常，现在每排探测器的宽度在 Z 轴上是亚毫米。例如，在某些型号的 CT 扫描仪中，探测器排数在 Z 轴方向上的宽度 ≤ 0.5mm。

　　获取这种薄层的一个问题，是在扫描过程中产生图像的数量。假设不存在层面图像宽度变宽，并且所有产生的图像都是 0.5mm 厚，那么对于从膈肌到耻骨联合体的腹部 CT 扫描，距离约为 40cm，将产生 800 个 CT 层面。

　　轴位薄层具有明显的优势。体素是各向同性的，这意味着它们的 X、Y 和 Z 轴上是相同或相似的。当从轴位图像的平面上产生图像时（如冠状面和矢状面重建），因具有各向同性体素，当产生 3D 图像时，不存在所谓的"阶梯状伪影"。然而，薄层的缺点在于，一次腹部 CT 扫描会产生 800 幅 CT 图像，需要由放射科医生或临床医生查看。为了克服这个问题，可以通过"薄层叠加"生成"厚层图像"——先为该解剖部位选择所需的层厚，再将多个"薄层"叠加在一起，以产生所需的"厚层"。例如，5mm 厚度可能是腹部 CT 扫描所需的厚度。如果原始"薄层"是 0.5mm 厚，那么 10 个图像叠加在一起，产生一个 5mm"厚层"。这样做的好处是，临床医生只需查看 80 幅 5mm 的图像。如果需要，放射科医生仍然可以复核"薄层"。

　　图 2.26a ～ c 就是一个例子。图 2.26a 和 b 是采用层厚为 0.63mm，层间距为 0.5mm 获得的"薄层"。这两幅图像和其他 3 幅图像叠加在一起，得到图 2.26c 中的图像。这张图片覆盖了 5 层 0.5mm 的解剖结构，也就是说，它的层厚是 2.5mm。注意图 c 中的上颌板的细节明显丢失；然而，C1 可见完整的后弓，而在 a 和 b 的图像中看不到。这种细节丢失效应被称为部分体积效应（在后面的伪影部分将进一步讨论），是体素厚度（层厚/厚度）变宽的结果。不管图像是由"薄"产生的"厚"创建的，还是在早期的 CT 扫描仪采用较宽的 X 线束准直时都会出现这种现象。部分体积效应总是在一定程度上出现，因为体素必须有一个限定的厚度。体素深度越宽，包含两种或更多种不同 μ 的组织的可能性就越大。如果发生这种情况，多个 μ 值将被平均为一个 HU 值。注意，如果像素大小（即在 XY 轴上的像素大小）过大，也会出现部分容积效应。

　　在上面的"为什么要做 CT"部分中讨论的 CT 的一个优点是，克服了将 3D 解剖图像压缩成 2D 图像的问题。在平面 X 线图像中，部分体积效应是指 X 线束通过的解剖厚度，这一效应远大于 CT。

2.5.7　扫描野与显示野

　　每个 CT 的轴位层面在 XY 轴上的解剖覆盖范围是由机架尺寸、X 线管焦点至探测器之间的距离，以及 X 线束的扇形角度控制。SFOV 用于描述解剖学上的覆盖范围。通常，大多数 CT 扫描仪有两种 SFOVs，一种用于覆盖较大的解剖部位，如胸部或腹部，另一种用来覆盖小的解剖部位，如头部、儿科。为了从最大尺寸减小 SFOV 尺寸，在 XY 轴上的扇形 X 线束被准直，即减小扇形束的角度，因此，在 CT 扫描采集期间，每排使用的探测器数量较少。

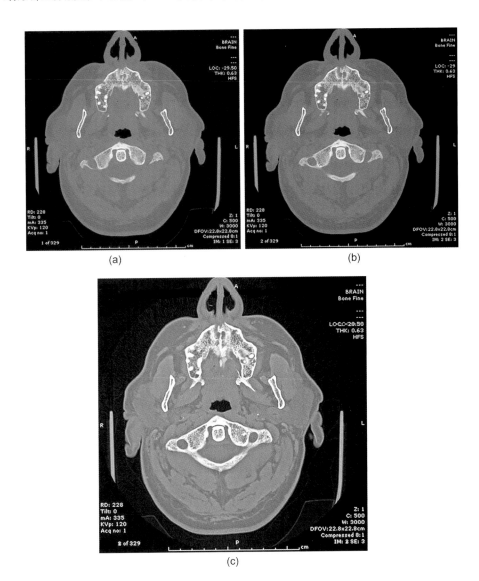

图 2.26　（a）和（b）采用 0.5mm 的层距获得的薄层。（c）将 5× 薄层叠加在一起，生成一个 2.5mm 厚的 CT 图像

　　X 线管和探测器围绕着机架内的中心点旋转，这个中心点被称为等中心。因此，等中心就是 SFOVs 的中心。图 2.27 显示了扫描仪的等中心点和 SFOV 之间的关系。机架上的孔径是指其开口部分，大于最大的 SFOV。

　　图像一旦获取和显示，可以进行放大处理，以便使图像中的物体显示更大。这正在改变显示野（DFOV）。其中一种方法是对数字图像进行简单的缩放或放大。与 SFOV 相比，DFOV 有所减小。虽然图像中物体的外观会更大，但是实际的扫描像素大小不会改变。

另一种方法通常被称为回顾性重建。回顾性重建将产生一幅新的图像或一系列新的图像。DFOV（显示视野）的设置小于 SFOV（扫描视野），并且其中心不位于机架的等中心，也就是说，新图像的中心可以偏离等中心。这种回顾性重建方法采用原始的扫描图像；然而，采用选择较小的 DFOV，并非所有的扫描图像数据都需要用于重建。此外，一个替代的滤波算法或卷积内核可以应用到扫描图像，以便使新图像呈现不同的外观。根据这种重建方法，可以在轴位扫描开始之前，从定位像 / 断层像 / 扫描计划中选择一个比 SFOV 更小的 DFOV。

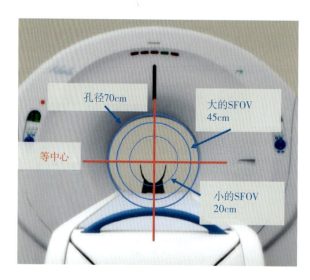

图 2.27   显示等中心点和 SFOVs 的 CT 机架。请注意，孔径和 SFOV 的大小将依据制造商和 CT 扫描仪的型号而有所不同

2.5.8   定位像 / 断层像 / 扫描计划

正如名称所示，定位像 / 断层像 / 扫描计划用于规划轴向扫描的解剖位置及覆盖范围。X 射线管与探测器保持静止，开启 X 线后，患者通过 X 射线束移动至所需距离。所得图像类似于数字平面 X 射线图像。患者从设定的扫描床顶端或底端位置开始，通过射线束进出机架。图像逐行或分几行生成，直至到达扫描床末端位置。部分示例见图 2.28。当患者仰卧且机架角度为 0° 时，图像呈前后位（AP）；当机架角度为 180° 时，图像为后前位（PA）；当机架角度为 90° 或 270° 时，则为侧位像。

定位像 / 断层像 / 扫描计划用于设置轴位扫描中检查床上下范围或 Z 轴方向的极限。这就确保了在这一系列扫描中，轴位图像在 Z 方向上获得适当的解剖覆盖范围。

通过观察前后位（AP）和侧位定位像，可以将显示视野（DFOV）设置得比扫描视野（SFOV）更小，从而在前后位和侧位像上提供解剖覆盖，并确保该解剖覆盖范围内的最小像素尺寸。此外，如果需获取比 SFOV 更小的 DFOV 图像，软件允许用户将 DFOV 从等中心偏移。例如，利用图 2.28 中的定位像，可采用小幅偏移的 DFOV 对腰椎进行成像。

定位像 / 断层像 / 扫描计划还用于确保患者的解剖结构在垂直和水平方向上均位于机架中心。如果患者的解剖结构未围绕机架等中心点居中定位，则可能出现剂量、图像质量和 HU（亨氏单位）的准确性问题。

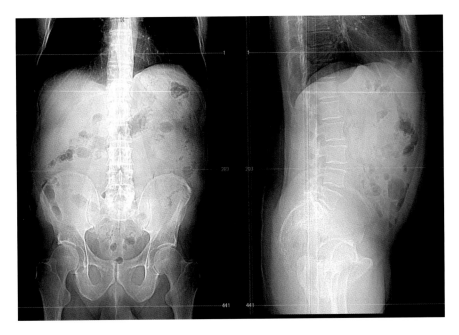

图 2.28 腹部定位像 / 断层像 / 扫描计划。左边的定位像是用 0°的机架采集的，右边的定位像是用 90°的机架采集的。图像显示了患者的头尾端（H）和检查床 1203 和 441mm 位置，均低于检查床的零参考点

2.6 CT 图像质量

CT 图像质量需要从四个主要方面来考虑：对比度分辨率、空间分辨率、噪声和伪影。随着 CT 越来越多地应用于动态成像，例如 CT 血管造影，时间分辨率也是一个重要的考虑因素。对时间分辨率的详细回顾超出了本章的范围，然而，适当的时间分辨率水平意味着运动物体的图像能够准确地描述运动，如血管中的碘对比度。

2.6.1 对比分辨率、空间分辨率和噪声

2.6.1.1 空间分辨率

在 CT 成像中，空间分辨率有时被称为高对比分辨率。空间分辨率是对图像中所见细节的精确度量。在 CT 测量空间分辨率时，采用 HU 值差异较大或高对比度的小物体。CT 的空间分辨率必须从三个维度来考虑：在轴位图像的平面上，即在 XY 方向上，称为平面内分辨率；在 Z 轴或层面方向上，则称为跨平面分辨率。空间分辨率已经在上面的其他章节中讨论过。跨平面分辨率是指 CT 图像在跨平面或 Z 轴上的空间分辨率，即层厚或体素的深度。平面内或 XY 轴上的空间分辨率由图像的重建视野和图像的矩阵大小决定。例如，如果 DFOV 的重建直径为 25cm，图像矩阵为 512×512 行和列，则每个像素的尺寸为 250mm/512，大约为 0.5×0.5mm。值得注意的是，CT 图像呈正方形，行列数目相等，而平面 X 线图像可能呈矩形，行列数目不等。

影响空间分辨率的其他因素还包括用于过滤扫描图像的滤过算法或卷积核。图 2.29a 和 c 直观展示了这种差异，尽管两组图像是用相同的 kVp、mA、扫描时间和层厚采集的；然而，图 2.29a 采用"标准"滤过算法重建，图 2.29c 采用"肺"滤过算法重建。图像中物体的显示细节具有明显差异。

影响 CT 图像细节的其他因素还包括反投影法中的焦点大小和射线采样方法，但这些因素在本章中还没有得到充分的讨论。

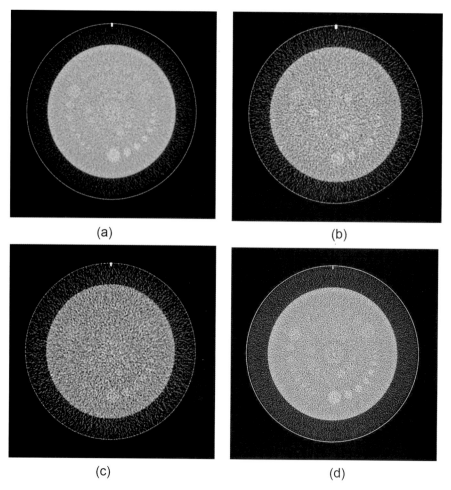

图 2.29　在不同 CT 条件下获得的 CT 低对比体模图像。（a）120kVp、200mA、5mm 层厚，标准重建算法。（b）120kVp、200mA、1mm 层厚，标准重建算法。（c）120kVp、20mA、5mm 层厚，标准重建算法。（d）120kVp、200mA、5mm 层厚，肺重建算法

2.6.1.2　对比分辨率

如前所述，CT 的对比分辨率是它优于其他 X 射线成像模式的主要原因。在 CT 中，对比分辨率也被称为低对比分辨率。X 射线成像（包括 CT）中的对比分辨率，指的是由于物体对 X 射线光子的衰减能力不同，从而可以区分两个物体的能力。在 CT 中，如果两个不同物体具有相同的 HU 值，尽管它们是不同类型的物体或不同的器官，但 CT 图像的观察者也无法将两

者区分开来。两个具有相同 HU 值的物体将以相同的灰度等级显示。

影响对比分辨率的因素在上文其他部分已有讨论，具体如下：

- 扫描所使用的 kVp 和过滤参数。kVp 和过滤设置将决定用于重建计算的 X 射线束的平均能量。虽然将这些 μ 值转换为 HU 在一定程度上解决了这一问题，但在使用不同 kVp 和过滤设置时，计算得出的 HU 值仍会有轻微差异。
- k 值用于公式 2.2 中。当前的 k 为 1000；然而，若该值较小（在 CT 早期 k 值为 500 时），则相较于使用 $k=1000$ 的情况，会有更多不同的 μ 值被转换为相同的 HU 值。
- 像素值的位深。该参数设定为 12 位深度，其可能的 HU 值范围为 −1024 至 3071。若位深为 8，则仅有 256 个可能的 HU 值。当使用 8 位深度图像时，通过公式 2.2 计算出的 HU 值将被 "分箱" 归入更少数量的可能像素值中，这意味着会有多个 μ 值对应相同的 HU 值，从而导致信息丢失，因为对比度分辨率会降低。

2.6.1.3　噪声

CT 图像中的噪声可被视为均匀物体（如水模）中亨氏单位（HU）的波动。衡量 CT 噪声的标准是均匀或同质物体内 HU 值的标准差。噪声在图像上表现为 "椒盐" 状外观，图 2.29a–d 展示了 CT 体模（Catphan 500，Phantom Laboratory，Cambridge, NY）低对比度模块均匀区域中的噪声实例。噪声本质上会降低图像质量，是任何图像中都不希望存在的特征。

影响 CT 图像噪声的 CT 扫描参数很多，降低图像噪声是一个复杂的问题。部分参数包括：

- kVp；
- mA；
- 扫描时间；
- 层厚；
- 螺距和插值方法；
- 其他。

克服图像中噪声的最简单的方法之一，是增加到达探测器的 X 线光子的数量，例如，通过增加 mA。噪声与 X 线光子数的平方根倒数成正比，反过来，与 mAs（mA 和扫描时间的乘积）成正比。这种关系表现在以下等式中：

$$噪声 = \frac{1}{\sqrt{mAs}} \tag{2.3}$$

例如，如果将扫描的毫安秒（mAs）增加 4 倍，噪声将减半。然而，患者所受剂量与 mAs 成正比，在此例中，患者剂量会随之增加 4 倍，而仅换来图像质量因噪声降至一半而有所改善。这种做法可能与图像优化原则不符，图像优化原则旨在确保将患者剂量降至最低，同时保证所得图像仍具备诊断价值。

新型迭代重建算法可被用于这些算法的迭代过程，比使用相同扫描参数（如 kVp、mA、扫描时间和层厚）的滤波反投影（FBP）重建方法能有效降低噪声，正被广泛应用。

2.6.2　对比分辨率、空间分辨率与噪声之间的关系

对比分辨率、空间分辨率和噪声之间存在着积分关系。这种关系如图 2.30 所示，有时称

为图像质量三角形。如果这三个影响图像质量的因素中的任何一个被调整了，它就会影响其他两个因素中的一个或两个。这种影响可以是积极的，也可以是消极的。当试图维持这些因素中的一个时，改变另一个因素将会影响到患者所接受的辐射剂量。

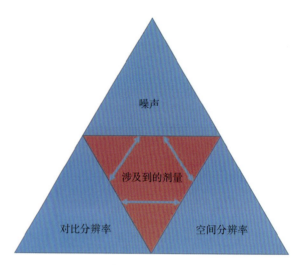

图 2.30　噪声、对比分辨率和空间分辨率之间的关系，及其与图像质量的相互依赖性。这些因素还会影响到患者所接受的辐射剂量

例如：

- 如果提高空间分辨率，使像素或体素尺寸变小，以可视化更多的图像细节，噪声将增加。当试图改善图像中的可见细节时，整体图像质量会下降。
- 如果降低噪声，对比分辨率就会改善。区分两个具有相似 HU 值的物体的能力将得到增加。

可以通过增加 mAs 来降低噪声，但这样会增加患者的辐射剂量。而增加辐射剂量是不可取的。

采用迭代重建算法取代 FBP 算法，也可以降低噪声。

一种可以降低患者辐射剂量并提高对比分辨率的方法是，降低 mAs 并使用迭代重建算法。通常，迭代重建算法允许用户设置所需的噪声水平。

图 2.29a ～ d 提供了一些示例。与 b、c 和 d 三幅图像相比，图 2.29a 采用 120kVp、200mA、5mm 层厚和标准重建算法。图 2.29b 的层厚比 a 薄，为 1mm，因为到达探测器的光子较少，b 中的噪声比 a 中的更明显。图 2.29c 采用 20mA，但层厚相同，为 5mm。噪声在 c 中比在 a 中更明显，因为到达探测器的光子更少。图 2.29d 是在层面图像上采用肺窗滤波或卷积所产生的。尽管 d 中的噪声比 a 中的更明显，但是由于肺窗滤波的边缘增强效应，图像中的细节更加清晰。

关于图像中可见细节与图像对比度之间关系的详细讨论可以在 Alsleem 和 Davidson（2013）的文章中找到，也可以在本章的参考文献和参考书目的教科书中找到。

2.6.3　伪影

伪影是指图像中出现的非真实结构或异常信号。在 CT 中，与大多数医学成像模态一样，伪影通常可分为三大类：患者相关伪影、基于物理学的伪影和基于硬件的伪影。本章仅对伪影进行简要概述。

最常见的与患者相关的伪影包括：患者的移动以及在图像中的衣物和首饰。患者移动伪影可能源于自主运动或非自主运动。通过缩短扫描时间或让患者屏住呼吸，可以减少患者的自主运动。当采用每旋转一圈 0.25 或 0.33 秒的扫描速度配合多排探测器时，单次屏气时扫描即可覆盖更大的解剖部位。而对于心脏搏动等非自主运动，控制难度则更大。在心脏 CT 血管造影（CCTA）中对心脏血管成像时，可采用门控技术（即周期性打开和关闭 X 射线束）。具体而言，CCTA 会在心脏舒张期开启 X 射线束，在收缩期关闭。在 CCTA 扫描期间，给予 β 受体阻滞剂等药物有助于控制患者的心率。

基于物理的伪影，包括由到达探测器的光子数量较少引起的噪声，已在上述内容中讨论过。其他基于物理的伪影包括：

- 线束硬化伪影。这些伪影源于一种称为线束硬化的现象，其原理是 X 射线束在穿过物体时平均能量会逐渐增加。在射线路径的初始部分，线束中的低能光子会被物体吸收，因此，随着射线在物体中穿行，光子的平均能量随之升高。

CT 重建方法是基于对射线束平均能量的先验理解，因此在扫描所用的 kVp 和过滤水平下设定水的线性衰减系数 μ。如果 X 射线束的平均能量增加，那么在解剖结构的某一部位可能导致射束硬化伪影。头部 CT 扫描中便存在这一典型现象：采用相同 kVp 与滤过系数对整个头部进行扫描设置，扫描范围覆盖全颅。由于颅底部分骨质结构较颅顶更为致密，该部位易产生伪影。

- 部分容积效应。这一效应是由于体素的有限尺寸引起的。通常，当体素的层厚或 Z 方向尺寸较大时会出现此现象，然而，如果 XY 方向上的像素尺寸过大，同样可能引发该效应。

位于患者体内的一个大体素可能包含不止一种具有不同线性衰减系数的解剖结构，μ。代表该体素的像素所得到的 HU 值将是体素内 μ 值的平均值。

减少部分容积效应的常用方法是采用薄层扫描患者。借助当前的多层螺旋 CT 扫描仪，这已成为常规的 CT 采集方式：

- 光子不足现象。这通常是由金属物体完全阻挡 X 射线光子到达探测器所导致。由此产生的层面图像中，部分探测器强度值为零。层面图像中的零值会导致图像重建问题，会使图像中出现条纹伪影。这种情况常见于大型金属物体，如髋关节置换假体。金属伪影降低软件通过预测无金属存在时的扫描层面值，来替换扫描层面中的零值。新型迭代重建方法也能有效解决这一问题。

随着 CT 扫描仪工程技术的进步，硬件导致的伪影正在逐渐减少。例如，早期的 CT 扫描仪采用高压气体探测器，一旦某个探测器失压，其探测 X 射线光子的能力就会丧失，从而产生所谓的环形伪影，也就是图像等中心周围出现的环形伪影。现在 CT 扫描仪采用固态探测器，因此很少再见到环形伪影。

2.7　结论

本章关于 CT 物理学原理的部分仅仅提供了这些原理的概述。CT 操作者必须对 CT 的物理学原理和技术方面具有扎实的理解。如果没有这样的理解，就无法优化辐射剂量和图像质量，也无法实现图像优化原则，即在保证图像质量的前提下，确保患者所接受的辐射剂量最低。

（译者：吴庭苗　王　骏　王梦瑶　袁　野　张　源　黄启祺）

参考文献

AAPM Report No. 233, 2019, Performance Evaluation of Computed Tomography Systems -The Report of AAPM Task Group 233, https://www.aapm.org/pubs/reports/detail.asp?docid=186, viewed on 12 Feb 2021.

Alsleem, H and Davidson, R, 2013, Factors Affecting Contrast-Detail Performance in Computed Tomography: A Review, Journal of Medical Imaging & Radiation Sciences, Vol 44, 62–70.

Hubbell, J and Seltzer, S, 2004, X-Ray Mass Attenuation Coefficients: NIST Standard Reference Database 126, National Institute of Standards and Technology, https://www. nist.gov/pml/x-ray-mass-attenuation-coefficients, viewed on 12 Feb 2021.

Seeram, E, 2020, Computed Tomography Image Reconstruction, Radiologic Technology, Vol 92, No 2, 155CT–169CT.

参考书目

Kalender, W, 2011, Computed Tomography: Fundamentals, System Technology, Image Quality, Applications, 3rd edn, Publicis, Erlangen.

Seeram, E, 2016, Computed Tomography: Physical Principles, Clinical Applications, and Quality Control, 4th edn, Elsevier, St Louis.

第 3 章

放射生物学

目录

3.1 引言

3.1.1 人群有效辐射剂量和计算机断层扫描（CT）剂量

根据经济合作与发展组织（OECD，2021）的数据，英国每年每 1000 名居民进行 101 次计算机断层扫描（CT）检查（数据来自医院），澳大利亚进行 141 次 CT 检查（数据来自医院和门诊检查者），美国进行 279 次 CT 检查（数据来自医院和门诊检查者）。这一检查数量相当庞大，由于 CT 使用 X 线——一种电离辐射，需要了解这种辐射对人群的潜在有害影响。

在考虑 CT 检查的辐射风险时，重要的是将其置于日常生活中发现的其他电离辐射剂量的背景下来考量——包括自然发生的辐射和人工辐射。所有人都会受到自然电离辐射，例如来自岩石和一些建筑材料的氡气，这些物质存在于家庭和工作场所中。到目前为止，人类接触到的最大比例的人工辐射是医疗用途的辐射。据估计，2000 年全球人均有效剂量为 3mSv，其中 2.4mSv 来自自然本底辐射，0.34mSV 来自医疗辐射，其余部分来自其他人工辐射（Ron，2003）。平均而言，英国人每年暴露于 2.7mSv 的电离辐射，其中包括自然产生的辐射和人工医疗照射（英国公共卫生部，2011）。本书关注的是这样一个问题：有多少人口的医疗照射是由于 CT 产生的？美国国家辐射防护和测量委员会（Schauer and Linton，2009）于 2009 年发布一份报告显示，在美国的人群有效剂量中，美国人所受到的辐射中近四分之一（24%）是由 CT 引起的，比 20 世纪 80 年代初的 15% 有所增加（图 3.1）。

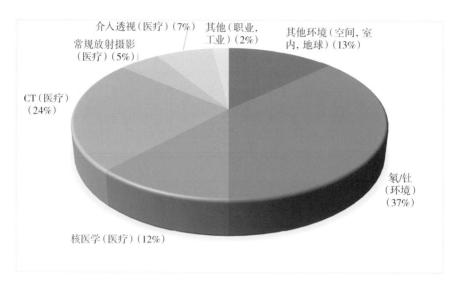

图 3.1　美国的人群有效剂量占所有照射类别的百分比。请注意，CT 检查贡献了近 1/4 的人群有效剂量（改编自《Schauer and Linton》（2009））

3.1.2　辐射对人体的影响

国际辐射防护委员会（ICRP，1977 年）将电离辐射对人体的影响分为两类，分别是确定性效应与随机效应。当细胞受损或遭破坏，导致组织功能丧失，且受辐射影响的细胞数量达到一定的程度时，这种现象称为确定性效应。此类效应包括皮肤红斑到致死效应不等，前提是辐射剂量达到相应的阈值水平。在极低辐射剂量下，确定性效应发生概率极低，但若剂量达到该效应发生的阈值水平，概率将趋近于 1。辐射对人体的另一种影响是随机效应，即细胞因辐射作用获得基因突变（DNA 改变）的生物学状态，这种对染色体的损伤可能随时间的推移而引发癌症。随机性效应在远低于确定性效应的剂量下就可能发生，且剂量越大，癌症发生概率越高。然而，重要的一点是，普遍认为诱发癌症不存在绝对的剂量阈值，因此辐射的随机效应显现并无最小剂量限制。随机效应的线性无阈值（LNT）模型假设癌症发生率与剂量成正比（图 3.2）。这一简单概念易于应用，但也可能导致这样一种推定，即任何辐射剂量都不安全，即便是自然本底辐射这样的微小剂量。影像检查中常用的低剂量辐射已被证实会对遗传物质产生随机效应（参见低剂量 X 射线放射生物学损伤证据章节）。对于 CT 检查而言，辐射对人体产生确定性效应的阈值远高于 CT 所用的剂量，因此，最应该关注的仍是随机效应（Smith and Webb, 2010）。

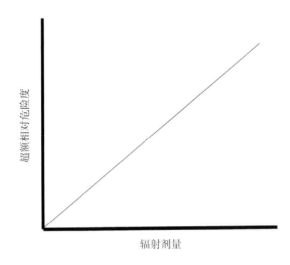

图 3.2　辐射剂量与辐射随机效应相关风险度之间的线性无阈值关系

3.2　CT 剂量的测量

由于 CT 使用电离辐射，了解如何计算辐射剂量非常重要。一般来说，测量电离辐射剂量的主要方法有三种：

1. 三种定义中最基础的定义的是吸收剂量（D），即吸收 X 线所产生的能量（E），单位为焦耳每千克。单位戈瑞（Gy），其中 1Gy=1J/kg。在 CT 中，这是一种不太有用的辐射剂量测量方法。例如，考虑患者 "A" 接受了 10 层扫描，而患者 "B" 在其他因素完全相同的条件下接受了 20 层扫描。患者 A 的组织单位质量的吸收剂量与患者 B 的组织单位质量的吸收剂量大致相同，因为额外的 10 层的剂量在不同的部位被吸收了。然而，患者 B 受到的电离辐射的总能量是患者 A 的两倍。

2. 当量剂量（H_T）是吸收剂量乘以辐射类型的加权因子。对于 CT 中使用的 X 射线而言，该权重因子为 1。因此，H_T 的单位为 J/kg，但在 CT 剂量中常以希沃特（Sv）或更常以毫希沃特（mSv）为单位。

3. 人们认识到，有些组织对辐射损伤的敏感性比其他组织更高，这就产生了有效剂量的概念。它等于当量剂量（H_T）乘以该特定器官的组织权重因子（w_T）。表 3.1 给出了这些权重因子。这些值很重要，因为它们代表了构成人体的不同器官和组织的总的随机辐射风险的比例。性腺风险是指会诱发遗传疾病，而在其他器官中，使用辐射有诱发癌症的风险。

评估 CT 检查下的癌症风险最相关的指标是有效剂量（美国食品和药物管理局，2017）。然而，有效剂量的典型值应被视为估算值，无法精确关联到特定 CT 系统或患者。实际有效剂量可能比估计的大 2～3 倍，诊断性 CT 检查的有效剂量为每次扫描 1～10mSv。

在 CT 中，剂量测量有多种不同的方法，由于 X 线束在每一层上的分布是不均匀的，相邻的层面相互接受剂量，因此测量方法比较复杂（Smith and Webb, 2010）。CT 剂量指数（CTDI）

是最基本的剂量测量方法。对于设定的标准的 14 层 CT 检查，CTDI 的定义如下：

$$CTDI = \frac{1}{T} \int_{-7T}^{+7T} D_z \, dz$$

其中，T 为层厚，D_z 为位置 Z 处的吸收剂量。

这种方法很快就过时了，因为现代 CT 扫描仪的层数很大。因此，改进后的测量指标是 CDTI$_{100}$，它是通过一个 100mm 长的电离室进行测量的，其中 N 是获取的扫描层数，T 是每层的标称宽度：

$$CTDI_{100} = \frac{1}{NT} \int_{-50\,mm}^{+50\,mm} D(z) \, dz$$

表 3.1　用于计算有效剂量的组织权重因子

组织	组织权重因子
骨髓（红），结肠，肺，胃，乳腺和其余组织 [a]	0.12
生殖腺	0.08
膀胱，食管，肝脏和甲状腺	0.04
骨表面，脑，唾液腺和皮肤	0.01

资料来源：改编自 ICRP 放射防护委员会 2007 年发布的《放射防护建议书》第 103 号出版物。

[a] 其余组织共计 14 个：肾上腺、胸外区、胆囊、心脏、肾脏、淋巴结、肌肉、口腔黏膜、胰腺、前列腺、小肠、脾脏、胸腺和子宫 / 宫颈。权重因子（0.12）在这些组织之间平均分配：每个组织的权重为 0.0086。

当认识到 CTDI$_{100}$ 值取决于扫描平面内的定位时，定义发生了进一步细化：剂量取决于位置。因此，加权 CTDI，即 CTDI$_W$，定义为：

$$CTDI_w = \frac{1}{3}\left(CTDI_{100} \text{ centre}\right) + \frac{2}{3}\left(CTDI_{100} \text{ periphery}\right)$$

在测量这个值时，会使用两个测试对象中的一个，它们分别近似模拟头部或体部（图 3.3）。这些测试体模由透明铸塑丙烯酸制成，长度均为 15cm。将电离室探测器插入图中黑色标示的圆形切口中，用于测量测试物体中心和边缘的剂量，以供上述计算使用。

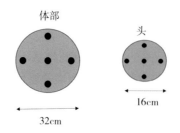

图 3.3　CTDI 剂量体模横断面示意图

当进行螺旋扫描时，测量值 $CTDI_{vol}$ 由 $CTDI_W$/ 螺距给出，并以戈瑞（mGy，cGy）为单位。螺距（Pitch）是 X 线球管每旋转一周的进床距离（d）与层厚（S）的比值，在大多数临床扫描中，螺距介于 1 ～ 2 之间：

$$Pitch = \frac{d}{S}$$

$$CTDI_{Vol} = \frac{CTDI_w}{pitch}$$

这些剂量测量是相当粗略的近似值，针对真实患者情况下的 CT 剂量的模拟是一个当前非常活跃的研究领域（Smith and Webb，2010）。$CTDI_{vol}$ 是一种常用的剂量描述符号。需要特别注意的是，$CTDI_{vol}$ 并不等同于该特定患者的剂量，尽管在扫描开始之前，该剂量已在扫描仪控制台上呈现给操作者，并可能作为检查信息的一部分记录下来。事实上，剂量直接取决于患者的大小和体型，而 $CTDI_{vol}$ 是在标准条件下使用丙烯酸体模测量特定扫描仪和方案的辐射输出计算得出的。它比较不同方案和扫描仪的辐射输出，但不能比较单个患者的实际受照剂量（McCullough 等，2011）。目前已有关于 CT 中体型特异性剂量评估（SSDE）的研究，能更准确地表示患者接受的剂量。这一方法是基于患者正位和侧位尺寸计算患者的体型系数，将 $CTDI_{vol}$ 转换为特定患者被照射组织体积的实际辐射剂量（美国医学物理家学会，2011）。使用该公式，结合使用 $CTDI_{vol}$ 和患者体型测量数据，可估算扫描范围中心区域器官的近似受照剂量。

表 3.2 　 CT 剂量举例

检查	临床适应证	扫描部位 / 技术	一个序列的 $CTDI_{vol}$（mGy）	一次完整检查的 DLP（mGy·cm）
头	急性卒中	颅后窝	80	
		大脑	60	
		脑（全部）	60	
		所有序列		970
颈椎	骨折	所有序列	21	440
胸	肺癌	所有序列	12	610
胸 – 高分辨率	间质性肺部疾病	轴位扫描	4	140
		螺旋扫描	12	350
胸 – 腹 – 骨盆	癌症	所有序列		1000
CT 血管造影术（CTA）	腹主动脉 / 血管	所有序列	15	1040
CT 肺动脉造影（CTPA）	肺栓塞	所有序列	13	440

续表

检查	临床适应证	扫描部位 / 技术	一个序列的 CTDI$_{vol}$（mGy）	一次完整检查的 DLP（mGy·cm）
腹	肝转移	所有序列	14	910
腹和骨盆	脓肿	所有序列	15	745
仿真结肠镜	息肉 / 肿块	所有序列	11	950
肾 – 输尿管 – 膀胱	结石 / 腹痛	所有序列	10	460
尿路造影	肿块 / 结石 / 腹痛	所有序列	13	1150
CT 冠状动脉血管造影术（CTA）		预扫描，无压迫		170

资料来源：改编自 2019 年 8 月的《国家诊断参考水平（NDRLs）》（英国公共卫生，2019）

例如，使用这个公式，脑的吸收剂量为 50～60mGy，而有效剂量为 1.5mSv。

另一个常用的剂量描述符号是剂量长度乘积（DLP）。这是对每单位扫描长度所吸收能量的度量（在 z 轴上），通过结合扫描长度的测量对 CTDI$_{VOL}$ 进行调整：

$$DLP=CTDI_{VOL} \times 曝光期间的扫描长度$$

通常，DLP 的单位为毫戈瑞·厘米（mGy·cm）。扫描仪显示扫描前后的 CTDI$_{VOL}$ 和 DLP 指数。该剂量报告与图像一起发送到 PACS。表 3.2 给出了几种普通 CT 检查中 CTDI$_{VOL}$ 和 DLP 的示例值。

3.3 CT 检查的潜在辐射风险

与 CT 检查相关的主要风险之一是 X 线暴露诱发癌症的可能性增加［美国食品和药品管理局（FDA），2017］。FDA 指出，如果使用得当，CT 扫描的益处远远大于风险。

然而，McCullough 等（2015）在汇总大众媒体和科学文献中的文章时指出，诱发癌症的可能性被频繁提及，这些通常暗示 CT 检查可能诱发癌症，作者认为媒体对 CT 扫描增加癌症风险的担忧程度有些高得不太合理。

重要的是要认识到，一些 CT 检查可能需要多次扫描，即对同一部位进行多次扫描，这增加了累积剂量。例如，为了观察组织血管分布，可能会在静脉期和动脉期使用碘对比剂进行扫描，这些扫描总的有效剂量加起来可能达到 20～30mSv（McCullough 等，2015）。Sadetzki 和 Mandelzweig（2009）指出，通常可进行 2 到 3 次 CT 扫描，可能涉及 30～90mSv 的有效剂量。他们认为，这与被研究的 25 000 名原子弹爆炸幸存者的一个亚组相当，这些人在接受 5～150mSv 剂量的情况下，实体癌的发病率有统计学意义的显著增加。然而，累积剂量高达 100mSv 的辐射剂量被称为 "低剂量" 辐射（Vaiserman 等，2019）。令人担忧的是，患者可能在 5 年期间接受累积有效剂量大于 100mSv 的 CT 检查（Rehani 等，2020）。在他们的研究中，在 324 家医院中有 1.33% 的患者接受的累积有效剂量 ≥ 100mSv，其中约 20% 的患者年龄不到 50 岁，因此有更长的时间显现辐射的致癌效应。个别患者最短时间在 1 天内就达到 100mSv。这些数据令人担忧，因为它们使患者从低剂量辐射类别进入了高剂量类别。因此，应强调在申请 CT 检查时需要充分考虑到先前已采集的影像和临床需要，权衡检查的风险和收益。还应强调通过使用最新的 CT 设备来减少检查的剂量，这种设备能够以更低的剂量对患者进行扫描，并采用优化方案。

3.3.1　X 射线放射生物学损伤的证据

放射治疗中所使用的 X 射线剂量远高于 CT，其目的在于杀死癌细胞，已有文献报道了辐射在此过程中对组织的影响。例如，与剂量相关的辐射不良反应包括乳腺癌放射治疗中对心脏的潜在损害，这主要源于心脏大血管和微血管结构的损伤。这种影响因人而异，即存在个体差异（Sardaro 等，2012）。每个个体对电离辐射的反应并不均等（Foray 等，2012），由此衍生出"个体放射敏感性"这一术语，不过历史上它指的是放射治疗组织反应（确定性效应）而非辐射诱发癌症（随机性效应）的风险。近年来有研究致力于检测与 CT 相当甚至更低的辐射剂量下的 DNA 损伤。即使低至 1mGy 的剂量，通过免疫荧光技术也能观察到细胞核内个体 DNA 的损伤（Rothkamm 和 Löbrich，2003）。此外，在 2 ～ 500mGy 的低剂量辐射范围内，个体间的反应也存在差异。例如，在类似乳腺 X 线摄影的条件下，体外培养的乳腺上皮细胞中，来自具有家族性高癌症风险女性的细胞表现出未修复 DNA 双链断裂的增多，以及低剂量和重复剂量效应的增强（Colin 等，2011b）。未修复和 DNA 双链断裂的错误修复是辐射诱导毒性（放射敏感性）和基因组不稳定的关键事件，个体对诱发癌症的易感性源于电离辐射暴露。Colin 等（2011a）将这种现象描述为"癌症易感性"。他们的研究指出，在相对低剂量的辐射下，部分个体存在辐射诱发基因组不稳定的阈值，这被定义为低剂量下的超放射敏感性。由此可推断，即使在 CT 检查这类低剂量辐射中，与放射敏感性相关的个体因素也至关重要。但必须说明的是，这些实验并不是在患者体内的细胞和组织器官上进行的，纯粹是离体实验。个体放射敏感性存在差异的这一发现可能对 CT 检查具有启示意义，该领域的研究必将引起 CT 学界的高度关注。

3.4　辐射兴奋效应

生物系统对某些低剂量的物质产生积极反应，而在高剂量的情况下，因毒性作用转为消极反应的现象，被称为毒物兴奋效应（Calabrese and Baldwin，2000）。就 CT 而言，通常被视为"低"剂量的辐射（低于 100mSv），实际上可能对健康有益（Vaiserman 等，2018）。现有证据表明，低剂量电离辐射可刺激生物体的适应性反应，因此，即使是微小辐射剂量也可能致癌的线性无阈值（LNT）电离辐射随机效应理论正在受到质疑（Cuttler，2018）。图 3.4 以图示方式呈现了这一效应——图中 X 轴下方的曲线部分即表示生物效应的减弱。这种低剂量暴露对身体有益，而随着剂量的增加，这种有益效应会减弱（Baldwin 和 Grantham，2015）。

将继续惠及所有患者，无论年龄大小。

Marcu，Chau 和 Bezak（2021）对儿童中放射成像（包括 CT）的剂量进行了详细的文献研究。该研究包含了 2010 年至 2020 年发表的文献，其中 45 项研究纳入了他们的评估，并提供了一些非常有用的研究结果（表 3.3）。表 3.3 考虑了所有使用放射影像学的检查；然而，他们的发现适用于 CT 检查，除了第 2 条。

表 3.3　关于儿童辐射暴露的文献综述的普遍共识

文献综述的主要发现
1. 尽可能使用非成像方式或 X 线平片，以减少剂量
2. 通过保护辐射敏感器官（如甲状腺防护罩和乳房防护罩）来减少剂量
3. 选择性地使用而不是常规使用 CT 成像，全身 CT（全扫描）应有合理的依据
4. 针对每种成像方式和设备使用专用扫描方式
5. 记录每位患者在检查过程（特别是透视检查）中的具体曝光参数
6. 建立儿童辐射暴露的剂量登记系统
7. 进行累积剂量监测，以用于长期风险分析
8. 对不同情况下的成像方式，进行剂量 – 风险对比分析，以评估每个病例的最佳选择

资料来源：改编自 Marcu，Chau 和 Bezak（2021）。

更具体地说，Marcu，Chau 和 Bezak（2021）基于儿科人群的暴露解剖结构提供了研究结果。他们的综述表明，未发现头部受伤后接受 CT 扫描与脑肿瘤（髓母细胞瘤）发展之间存在关联。针对儿科人群的胸部 CT 显示，胸部直径比患者的体重和总扫描长度更适合用于预测 CT 剂量。胸部器官剂量和 CT 相关癌症风险随胸部平均直径的增加呈指数级下降，且癌症风险也随患者年龄增长而降低。对于女性儿科患者的胸椎创伤性损伤，由于乳腺所受剂量显著降低，平片摄影优于 CT 检查。对于钝性创伤，胸部 X 线摄影可以提供的信息并不比 CT 扫描差，且辐射剂量大幅降低。部分身体（胸腹盆部）的 CT 剂量高度依赖于采集参数（如螺距和管电流）以及患者的体型。在癌症发病率风险最高的器官中，女性为卵巢，男性为肝脏。Marcu，Chaua 和 Bezak（2021）的这些发现尤为重要，因为他们在本章节发表时对文献的系统性综述是最全面且最新的。

关于 CT 扫描导致未出生儿罹患癌症的问题，加拿大安大略省进行了一项研究（Ray 等，2010）。该研究对比了 1991—2008 年间，母亲在怀孕期间接受过"主要放射诊断检查"（定义为 CT 扫描或放射性核素检查）的儿童（5590 名母亲）与未接受此类检查的 1 829 927 名母亲所生儿童的情况。研究结果显示，73% 的母亲在孕期接受了 CT 扫描，其余则进行了放射性核素检查，总体比例为每 1000 名孕妇中有 3.0 人接受了主要放射诊断检查，平均孕周为 15.7 周。经过中位 8.9 年的随访，研究发现，在检查时处于子宫内的儿童中，癌症的总体患病率约为万分之一，相对风险是未暴露妊娠的 1.8 倍。研究表明，尽管由于 CT 使用的辐射对儿童具有生物学风险，使其发生随机效应的风险增加，但个体风险通常较低。然而，必须认识到所有 CT

检查在实施前都应充分论证其必要性，并遵循"温和成像"原则。

3.6　结论

本章探讨了 CT 放射生物学的多个方面，从 CT 对人群总体电离辐射剂量的贡献，到 CT 剂量测量的具体方法，以及辐射的生物效应。尽管 CT 的使用存在诸多弊端，即所采用的电离辐射可能对人体造成随机性辐射效应，但如果 CT 检查经过充分合理评估，其带来的益处应远大于不利之处。

（译者：孙兆晴　王　骏　王梦瑶　沈　柱　吴虹桥　张　源）

参考文献

American Association of Physicists in Medicine, 2011. Size Specific Dose Estimates (SSDE) in pediatric and adult body CT examinations. Report of the AAPM Task Group 204, College Park, MD, 2011.

Annegret, F. and Thomas, F., 2013. Long-term benefits of radon spa therapy in rheumatic diseases: Results of the randomized, multi-center IMuRa trial. Rheumatology International, 33(11), pp. 2839–2850.

Baldwin, J. and Grantham, V., 2015. Radiation hormesis: Historical and current perspectives. Journal of Nuclear Medicine Technology, 43(4), pp. 242–246.

Brenner, D.J. and Hall, E.J., 2007. Computed tomography—An increasing source of radiation exposure. New England Journal of Medicine, 357(22), pp. 2277–2284.

Calabrese, E.J. and Baldwin, L.A., 2000. Radiation hormesis: Its historical foundations as a biological hypothesis. Human & Experimental Toxicology, 19(1), pp. 41–75.

Cohen, B.L., 1995. Test of the linear-no threshold theory of radiation carcinogenesis for inhaled radon decay products. Health Physics, 68(2), pp. 157–174.

Colin, C., Devic, C., Noël, A., et al., 2011a. DNA double-strand breaks induced by mammographic screening procedures in human mammary epithelial cells. International Journal of Radiation Biology, 87(11), pp. 1103–1112.

Colin, C., Granzotto, A., Devic, C., Massart, C., Viau, M., Vogin, G., Maalouf, M., Joubert, A. and Foray, N., 2011b. MRE11 and H2AX biomarkers in the response to low-dose exposure: Balance between individual susceptibility to radiosensitivity and to genomic instability. International Journal of Low Radiation, 8(2), pp. 96–106.

Cuttler, J.M., 2018. Treating neurodegenerative diseases with low doses of ionizing radiation. In Rattan, S. and Kyriazi, M. eds., 2018. The Science of Hormesis in Health and Longevity (pp. 1–17). Elsevier Science and Technology, San Diego, CA.

Feinendegen, L.E., Pollycove, M. and Neumann, R.D., 2007. Whole-body responses to lowlevel radiation exposure: New concepts in mammalian radiobiology. Experimental Hematology, 35(4), pp. 37–46.

Foray, N., Colin, C. and Bourguignon, M., 2012. 100 years of individual radiosensitivity: How we have forgotten the evidence. Radiology, 264(3), pp. 627–631.

Goodman, T.R., Mustafa, A. and Rowe, E., 2019. Pediatric CT radiation exposure: Where we were, and where we are now. Pediatric Radiology, 49(4), pp. 469–478. doi:10.1007/s00247-018-4281-y.

Goske, M.J., Applegate, K.E., Boylan, J., Butler, P.F., Callahan, M.J., Coley, B.D., Farley, S., Frush, D.P., Hernanz-

Schulman, M., Jaramillo, D. and Johnson, N.D., 2008. The image gently campaign: Working together to change practice. American Journal of Roentgenology, 190(2), pp. 273–274.

International Commission on Radiological Protection, 1977. Recommendations of the International Commission on Radiological Protection (No. 26, pp. 1–80). Elsevier Science & Technology.

Lehrer, S. and Rosenzweig, K.E., 2015. Lung cancer hormesis in high impact states where nuclear testing occurred. Clinical Lung Cancer, 16(2), pp. 152–155.

Macklis, R.M. and Beresford, B., 1991. Radiation hormesis. Journal of Nuclear Medicine, 32(2), pp. 350–359.

Marcu, L.G., Chau, M. and Bezak, E., 2021. How much is too much? Systematic review of cumulative doses from radiological imaging and the risk of cancer in children and young adults. Critical Reviews in Oncology/ Hematology, 160, p. 103292.

McCollough, C.H., Bushberg, J.T., Fletcher, J.G. and Eckel, L.J., 2015. Answers to common questions about the use and safety of CT scans. In Mayo Clinic Proceedings (Vol. 90, No. 10, pp. 1380–1392). Elsevier.

McCollough, C.H., Leng, S., Yu, L., Cody, D.D., Boone, J.M. and McNitt-Gray, M.F., 2011. CT dose index and patient dose: They are not the same thing. Radiology, 259(2), pp.311–316.

Meulepas, J.M., Ronckers, C.M., Smets, A., Nievelstein, R., Gradowska, P., Lee, C., Jahnen, A., van Straten, M., de Wit, M.Y., Zonnenberg, B., Klein, W.M., Merks, J.H., Visser, O., van Leeuwen, F.E. and Hauptmann, M., 2019. Radiation exposure from pediatric CT scans and subsequent cancer risk in the Netherlands. Journal of the National Cancer Institute, 111(3), 256–263. doi:10.1093/jnci/djy104.

OECD, 2021. Computed Tomography (CT) Exams. Available at: https://data.oecd.org/healthcare/ computed-tomography-ct-exams.htm (Accessed on 14 March 2021).

Preston, D.L., Ron, E., Tokuoka, S., Funamoto, S., Nishi, N., Soda, M. and Kodama, K., 2007. Solid cancer incidence in atomic bomb survivors: 1958–1998. Radiation Research, 168(1), 1–64.

Public Health England, 2011. Ionising Radiation: Dose Comparisons. Available at: https://www. gov.uk/government/ publications/ionising-radiation-dose-comparisons/ionising-radiationdose-comparisons (Accessed 14th March 2021).

Public Health England, 2019. National Diagnostic Reference Levels (NDRLs) from 19 August 2019. Available at: https://www.gov.uk/government/publications/diagnosticradiology-national-diagnostic-reference-levels-ndrls/ ndrl#national-drls-for-computed-tomography-ct (Accessed 15th March 2021).

Ray, J.G., Schull, M.J., Urquia, M.L., You, J.J., Guttmann, A. and Vermeulen, M.J., 2010. Major radiodiagnostic imaging in pregnancy and the risk of childhood malignancy: A population-based cohort study in Ontario. PLoS Medicine, 7(9), p. e1000337.

Rehani, M.M., Yang, K., Melick, E.R., Heil, J., Šalát, D., Sensakovic, W.F. and Liu, B., 2020. Patients undergoing recurrent CT scans: Assessing the magnitude. European Radiology, 30(4), pp. 1828–1836.

Ron, E., 2003. Cancer risks from medical radiation. Health Physics, 85(1), pp. 47–59.

Rothkamm, K, Löbrich M., 2003. Evidence for a lack of DNA double-strand break repair in human cells exposed to very low x-ray doses. Proceedings of the National Academy of Sciences of the USA, 100(9), pp. 5057–5062.

Rühle, P.F., Wunderlich, R., Deloch, L., Fournier, C., Maier, A., Klein, G., Fietkau, R., Gaipl, U.S. and Frey, B., 2017. Modulation of the peripheral immune system after low-dose radon spa therapy: Detailed longitudinal immune monitoring of patients within the RAD-ON01 study. Autoimmunity, 50(2), pp. 133–140.

Sadetzki, S. and Mandelzweig, L., 2009. Childhood exposure to external ionising radiation and solid cancer risk. British journal of Cancer, 100(7), pp. 1021–1025.

Sardaro, A., Petruzzelli, M.F., D'Errico, M.P., Grimaldi, L., Pili, G. and Portaluri, M., 2012. Radiation-induced cardiac damage in early left breast cancer patients: Risk factors, biological mechanisms, radiobiology, and dosimetric constraints. Radiotherapy and Oncology, 103(2), pp. 133–142.

Schauer, D.A. and Linton, O.W., 2009. NCRP report No. 160, ionizing radiation exposure of the population of the United States, medical exposure—Are we doing less with more, and is there a role for health physicists? Health Physics, 97(1), pp. 1–5.

Scott, B.R., Haque, M. and Di Palma, J., 2007. Biological basis for radiation hormesis in mammalian cellular communities. International Journal of Low Radiation, 4(1), pp. 1–16.

Shah, N.B. and Platt, S.L., 2008. ALARA: Is there a cause for alarm? Reducing radiation risks from computed tomography scanning in children. Current Opinion in Pediatrics, 20(3), pp. 243–247.

Shibamoto, Y. and Nakamura, H., 2018. Overview of biological, epidemiological, and clinical evidence of radiation hormesis. International Journal of Molecular Sciences, 19(8), p. 2387.

Sigurdson, A.J., Ronckers, C.M., Mertens, A.C., Stovall, M., Smith, S.A., Liu, Y. and Inskip, P.D., 2005. Primary thyroid cancer after a first tumour in childhood (the Childhood Cancer Survivor Study): A nested case-control study. The Lancet, 365(9476), pp. 2014–2023.

Smith, N.B. and Webb, A., 2010. Introduction to Medical Imaging: Physics, Engineering and Clinical Applications (pp. 1–283). Cambridge University Press.

Strauss, K.J., Goske, M.J., Kaste, S.C., Bulas, D., Frush, D.P., Butler, P., and Applegate, K.E., 2010. Image gently: Ten steps you can take to optimize image quality and lower CT dose for pediatric patients. American Journal of Roentgenology, 194(4), pp. 868–873.

The 2007 recommendations of the international commission on radiological protection. ICRP publication 103. 2007. Annals of the ICRP, 37(2–4), pp. 1–332.

US Food and Drug Administration, 2017. What are the Radiation Risks form CT? Available at: https://www.fda.gov/radiation-emitting-products/medical-x-ray-imaging/what-areradiation-risks-ct. Accessed 14th March 2012).

Vaiserman, A., Koliada, A., Socol, Y., 2019. Hormesis through low-dose radiation. In Rattan, S. and Kyriazi, M. eds., The Science of Hormesis in Health and Longevity (pp. 129–138). Elsevier Science and Technology, San Diego, CA.

Vaiserman, A., Koliada, A., Zabuga, O. and Socol, Y., 2018. Health impacts of low-dose ionizing radiation: Current scientific debates and regulatory issues. Dose-Response, 16(3), pp. 1–27.

第 2 部分

剂量优化

4.1　引言

医疗辐射是把双刃剑——成像的好处与患者暴露于电离辐射的风险并存。将诊断性医学成像的价值与潜在的累积辐射风险进行权衡，通常被称为风险－收益比。多位研究者的工作已充分证实了医学成像的好处（Handee 和 O'Connor，2013）。例如，诊断医学成像的进步带来了更有效的手术治疗，并减少了一些侵入性探查手术。由于技术的进步，缩短了住院时间；改善了癌症、卒中、心脏病和创伤的诊断和治疗；并能够快速诊断危及生命的血管性疾病（Hricak 等，2011）。同时，辐射的风险也得到了广泛的研究，Hendee 和 O'Connor 最近总结了已观察到的各种伤害（Handee 和 O'Connor，2013）。作者将注意力放在辐射效应研究基金会基于日本原子弹爆炸幸存者的数据和模型，这些数据和模型构成了《电离辐射生物效应 VII》（BEIR VII）报告的基础（国家研究委员会，2006）。

Hendee 和 O'Connor（2013）并没有对基于事实的报告（如 BEIR VII）提出异议，但提醒说，文献和媒体经常脱离具体环境推断 BEIR 辐射风险因素。Hendee 和 O'Connor（2013）认可患者从 CT 和其他医疗辐射中带来的额外暴露，但警告说，关于辐射剂量影响的报告最好结合有效剂量的事实来解释，以免在适当的诊断成像程序方面引起公众的恐慌（同上）。

Dauer 等（2010）回顾了 200 项关于放射生物学研究和流行病学研究的同行评审研究，这些研究未考虑 BEIR VII 报告。作者指出，低剂量辐射效应的作用机制可能不同于高剂量辐射，尽管高剂量暴露构成了低剂量辐射风险评估的基础。辐射效应研究基金会的数据表明，在高剂量（100mSv 及以上）下，癌症增加的证据具有显著性统计学意义（Hendee 等，2013）。由于诊断性医学影像检查的患者接受剂量远低于此，研究者提出了几种剂量－反应模型，用于将高剂量情况下的癌症风险来推断诊断影像中使用的低剂量风险。这些模型分为两类：分别为线性剂量－反应模型和非线性剂量－反应模型（ICRP，2007）。

线性剂量－反应模型主要包括两种类型：无阈值的线性剂量－反应模型和有阈值的线性剂量－反应模型。

无阈值的线性剂量－反应模型表明，任何剂量的辐射都不被认为是安全的，无论剂量多么微小，都存在一定程度的风险。

有阈值的线性剂量－反应模型则提出，低于某一特定水平（即阈值剂量）的辐射不会产生不良效应。只有当剂量达到阈值时，才会出现生物反应（ICRP，2007）。

Hendee 和 O'Connor（2013）指出，无阈值的线性剂量－反应模型更为常用，因为它是一种更简单且保守的方法，但它更容易高估低剂量暴露诱发癌症的风险。然而，作者进一步指出，由于医学成像剂量极低，尚无证据表明无阈值模型能有效估算癌症诱发风险。

4.2　辐射照射的生物学效应

辐射的生物效应可分为两大类：随机效应和确定性效应。随机效应是随机的，其发生的概率取决于个体接受的辐射剂量。概率随着剂量的增加而增加，并且随机效应不存在剂量阈值。任何辐射剂量，无论有多小，都有可能造成伤害。如果发生了伤害，损害通常在暴露数年后才会显现，因此，随机效应也被称为晚期效应。随机效应的例子包括癌症和基因损伤（Brennan

和 Hall，2007）。在医学成像（包括 CT 检查）中使用的低剂量辐射，其暴露风险被认为主要体现为随机效应。

确定性效应是指影响的严重程度（而不是可能性）随辐射剂量增加而增加，并且存在一个阈值剂量的效应。确定性效应的例子包括皮肤烧伤、脱发、组织损伤和器官功能障碍。确定性效应也被称为早期效应，涉及在医学成像检查中不太可能出现的高剂量暴露。然而，一个值得注意的例外是，介入手术中用于图像引导的高剂量透视。已知这些剂量会导致皮肤灼伤。自从早期在介入手术中使用荧光透视以来，通过更好的剂量监测技术和操作人员培训，剂量管理已有了很大改善。这种方法是优化利益－风险比的重要策略，也是医学成像的主要目标之一。

4.3 辐射防护理念

在诊断性医学成像中，医疗从业者有目的地将患者暴露于低剂量电离辐射中，作为改善或恢复患者健康的一种手段。辐射防护的目标是通过确保剂量远低于有关的阈值剂量来防止确定性效应，并尽量减少随机效应的可能性。为了实现这一目标，医学成像中的辐射防护遵循国际或国家临床学会的研究和建议框架，如国际放射防护委员会（ICRP）、国家辐射防护组织（如国家辐射防护和测量委员会）和美国食品和药品管理局（FDA）所建立的框架，以及各州的指导方针和法规（ICRP，2007 年；美国食品和药品管理局，2014）。

4.3.1 辐射防护委员会系统

国际放射防护委员会（ICRP）医学成像辐射防护体系的三大基本原则是：
- 正当化原则
- 最优化原则
- 剂量应用限值

正当化原则和最优化原则涉及受辐射照射的个体，剂量应用限制原则涉及职业和环境照射，但不包括医学照射。

4.3.2 正当化原则

正当化原则特别关注这样一个概念，即对患者的任何照射都应该是利大于弊。正当化原则基本上属于患者的转诊医生和放射科医生的职责范畴，他们接受过辐射暴露风险的教育。一般来说，医生根据对患者病情的临床评估来安排放射学检查。一旦一项检查被证明是合理的，或者被认为是适当的，在实施检查过程中，最优化原则就变得重要了。

4.3.3 最优化原则

ICRP 优化原则旨在通过使用尽可能低的合理剂量（ALARA）来保护患者免受不必要的辐射。优化的最终目标是最小化随机效应，并防止确定性效应。

ICRP 针对放射影像设备和日常操作提出了相关的剂量优化推荐方法。设备优化涉及制造商对成像单元的设计和构建，而操作是指放射技师在检查过程为遵循 ALARA 原则所选择的各项操作选项。

4.4　图像质量

优化还必须兼顾图像质量问题。具体来说，剂量优化策略绝对不能损害医生诊断疾病和病情所需的图像质量。剂量优化是放射技师临床实践中的一项责任（Mahesh，2009）。Matthews 和 Brennan 认为，应用最佳技术检查的最终责任在于执行检查的个人，而放射技师通常负责确保剂量优化（McCollough 等，2006）。此外，应用 ALARA 原则，尽量减少对患者、自己和他人的暴露，是所有 CT 放射技师执业范围的一个组成部分。

4.5　优化 CT 剂量的必要性

CT 评估与疾病诊断的临床益处众多，自 20 世纪 70 年代 CT 技术问世以来，其应用范围一直在持续扩大。由于 CT 扫描仪设计与性能方面的诸多技术进步，CT 的使用量显著增加。然而，多项研究表明，相较于其他放射学检查，CT 检查的患者照射剂量较高（Pearce 等，2012），且 CT 对图像范围内每个器官的剂量通常为每次 5 ～ 50mGy（Wallace 等，2010）。截至 2011 年，在美国，CT 检查所贡献的集体医学辐射暴露量高于任何其他医学成像方式（Hricak 等，2011）。与 CT 检查相关的相对较高剂量，特别是对儿科患者而言，已引起人们对 CT 扫描相关的可能带来的癌症风险的关注（Tian 等，2014）。

关于 CT 检查致癌风险的文献中包含了若干个实例。2012 年发表在 The Lancet 上的一项回顾性队列研究，评估了儿童及青少年接受 CT 扫描后罹患白血病和脑肿瘤的风险。根据 Pearce 等的研究，CT 扫描低剂量辐射暴露的真实风险尚不明确。作者指出：

> 未来癌症风险的潜在增加，归因于 CT 使用的快速扩张，已通过风险预测模型进行了估算。这些模型主要源自对日本原子弹爆炸幸存者的研究。这些研究因存在争议而受到批评，争议点在于该群体的研究结果对于 CT 扫描相对较低的辐射剂量以及非日本人群的适用性。一些研究者声称，低剂量辐射并无风险，甚至可能带来有益的效果。

Mathews 等报告了一项针对儿童和青少年时期接受过 CT 检查的大规模人群队列的癌症风险研究。研究参与者平均被随访了 9.5 年，以观察其是否罹患癌症。尽管报告发表时作者仍在继续追踪该研究人群，但他们发现 1985—2005 年间接受 CT 扫描的儿童及青少年癌症风险有所上升。作者指出，采用现代设备与技术的 CT 扫描辐射剂量很可能低于该研究队列所接受的剂量。作者同时还表示，由于研究规模相对较小及存在选择偏倚（同上），基于多项研究进行风险估算一直存在困难。

最近，Pearce 等（2012）与 Mathews 等（2013）的研究在大规模队列中评估了 CT 扫描诱发癌症的风险。Pearce 团队重点分析了儿童及青少年接受 CT 扫描后罹患白血病与脑瘤的超额风险。研究者对 1985—2002 年间英国境内接受过 CT 检查且当时年龄未满 22 周岁的患者进行了追踪。Pearce 等发现，CT 扫描的累积辐射剂量可能达到约 50mGy，而 60mGy 的剂量会使白血病风险增加两倍。在研究对象中，178 600 多名患者中有 74 例在随访期间确诊为白血病，176 580 多名患者中有 135 例出现脑肿瘤。

作者指出，白血病的相对风险与 CT 累积剂量至少 30mGy 相关，而脑癌的相对风险则与累积剂量至少 50～75mGy 相关。这两种癌症均属罕见，因此累积绝对风险仍然较低。作者建议，制造商和放射学界应优先关注 CT 剂量问题，并在适当情况下考虑为儿童采用不涉及电离辐射的替代成像方法（Pearce 等，2012）。

Mathews 等（2013）对 680 000 多名 0～19 岁期间接受过 CT 扫描的个体进行了癌症风险评估，该研究是首批直接基于 CT 数据而非高剂量暴露风险来推算癌症风险的大规模研究之一。作者在持续研究 CT 扫描对该研究人群可能带来的终生风险（同上）。尽管对接受 CT 扫描患者的长期随访仍在进行，部分风险估计尚未确定，但文献已明确提出了 CT 剂量优化的必要性。认识到这些潜在风险，多位作者强调了在 CT 中应用剂量 - 图像质量关系原则的重要性。然而，要理解 CT 中的剂量优化，必须深入掌握 CT 剂量学及 CT 图像质量评价指标。

4.6　CT 剂量学基础

由于 CT 扫描仪技术在不断发展之中，CT 剂量学的本质是复杂且具有挑战性的。剂量学包括对患者所受剂量的测量，并以几个指标来表征。这些度量是指辐射剂量及其相关单位。

4.6.1　指标显示

在 CT 中常用的三个剂量指标中，有两个会显示在 CT 扫描仪控制台显示的剂量报告上，包括计算机断层扫描剂量指数（CTDI）和剂量 - 长度乘积（DLP）。在 CT 和任何使用电离辐射的成像方式中，第三个重要的剂量度量是有效剂量。CTDI 和 DLP 的国际单位制计量单位为毫戈瑞（mGy）；它以毫西弗（mSv）表示有效剂量。有效剂量将辐射暴露与风险关联起来，被认为是估计随机辐射风险的最佳方法（ICRP，2007）。然而，有效剂量仅仅是一个估算值，它是基于对被照射的人体组织或器官施加的加权因子（Berrington de Conzalez，2009）。

4.6.2　剂量度量计算

CTDI、DLP 和有效剂量是优化 CT 剂量的关键。CT 扫描仪将扇形或锥形束射向探测器阵列。X 线管和探测器围绕患者旋转 360° 以采集衰减数据。X 线管准直器决定线束宽度。典型的剂量分布呈钟形曲线，如图 4.1 所示。剂量分布由函数 D（z）给出，其中 D 是剂量，z 是患者的纵轴。D（z）函数对 CT 剂量非常重要，因为它表征了实际测量到的剂量分布（即剂量曲线）。

剂量分布的测量需要基于至少两种类型的体模进行估算（一种模拟患者的头部，另一种模拟患者体部）。体模有几个孔（一个中心孔和四个外围孔）以容纳笔型剂量计；有关 CT 剂量测量的详细讨论，请参见 Bushberg 等（2012）和 Seeram（2009）。

CTDI 最初的概念只是作为一个指数，度量标准并非旨在作为评估患者辐射剂量的方法。尽管如此，基于 CTDI 的剂量学仍是目前国际上评估 CT 辐射的标准。

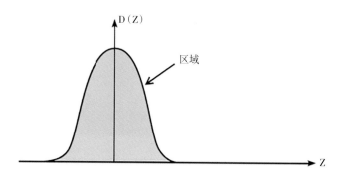

图 4.1　近 X 线球管的准直器决定 X 线束的宽度。沿 z 轴的理想剂量分布应顶部平坦，边缘陡峭，宽度与 X 线束相同。如图所示的钟形剂量分布曲线更符合实际情况，是大多数 CT 扫描仪的典型特征

FDA 首先制定了 CTDI 的定义，它被称为 $CTDI_{\text{FDA}}$，其表述为：

$$\text{CTDI}_{\text{FDA}} = \frac{1}{n*sw} \int_{-7\text{mm}}^{+7\text{mm}} D(z)\,dz \tag{4.1}$$

式中，n 为球管和探测器每转一圈所收集的不同数据平面的数量，sw 为标称层厚，z 为患者纵轴。对于多层 CT 扫描仪，n 是扫描时有源探测器排数（例如，$n = 64$）。上式中的积分符号在数值上等于图 4.1 所示剂量分布曲线下的面积（阴影区域）。

CTDI_{FDA} 仅限于 14 个 7mm 厚度的层面。因此，这一限制导致了 CTDI_{100} 的研发，将扫描测量的长度延长到 100mm。该剂量指数的数学表达式为：

$$\text{CTDI}_{100} = \frac{1}{nT} \int_{-50\text{mm}}^{+50\text{mm}} D(z)\,dz \tag{4.2}$$

在这个公式中，nT 等于标称的准直层厚。

继 CTDI_{100} 之后又引入了另一个剂量指数。加权 CTDI 表示为 CTDI_{W}，用于表示患者在 $x\text{-}y$ 轴上的平均剂量。CTDI_{W} 的数学表达式为：

$$\text{CTDI}_{\text{W}} = \left(\frac{1}{3}\right)(\text{CTDI}_{100})_{\text{center}} + \left(\frac{2}{3}\right)(\text{CTDI}_{100})_{\text{periphery}} \tag{4.3}$$

使用 CDTI 加权之后，又进行了另一次改进，以考虑多层螺旋 CT 扫描仪的螺距因素。这个 CTDI 被称为 $CTDI_{\text{vol}}$ 审计，用数学方法表示如下：

$$\text{CTDI}_{\text{vol}} = \frac{\text{CTDI}_{\text{W}}}{螺距} \tag{4.4}$$

当螺距为 1 时，CTDI_{vol} 等于 CTDI_{W}。

CTDI_{vol} 是扫描开始前在 CT 扫描控制台显示的指标。这是因为 CT 制造商在出厂扫描仪前已经针对特定扫描仪测定了不同千伏（kV）值范围内的 CTDI_{vol}，该存储值根据选定的毫安秒（mAs）和螺距进行适当缩放，并显示在控制台上。

无论放射技师扫描长度为 1mm 还是 100mm 的组织，CTDI_{vol} 的值都是相同的。引入 DLP 是为了更准确地表示特定长度组织的剂量。DLP 为 CT 检查提供了总剂量的测量，可以用代数

形式表示如下：

$$DLP = CTDI_{100} \times L \qquad (4.5)$$

在这个公式中，L 等于沿患者 z 轴扫描的长度（单位为 cm）。

DLP 以 mGy·cm 为单位表示。虽然 CTDIvol 与扫描长度无关，但 DLP 与扫描长度成正比。图 4.2 说明了这一点。

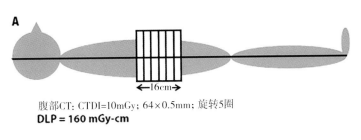

腹部CT: CTDI=10mGy; 64×0.5mm; 旋转5圈
DLP = 160 mGy-cm

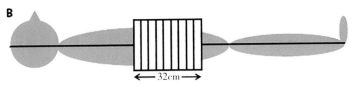

腹部CT: CTDI=10mGy; 64×0.5mm; 旋转10圈
DLP = 320 mGy-cm

图 4.2　腹部两次 CT 扫描的假设剂量 – 长度乘积（DLP）值。A. 扫描长度为 16cm，DLP 为 160mGy·cm。B. 扫描长度 32cm，DLP 为 320mGy·cm。DLP 与扫描长度成正比

患者剂量评估的下一阶段是解决 CT 检查的风险问题，这就需要使用有效剂量。有效剂量用于辐射防护，与暴露风险有关，并考虑到不同组织具有不同的辐射敏感性。例如，性腺比颅脑对辐射更敏感。由于在医学诊断成像中只暴露人体的一部分（而不是整个人体），随机辐射反应的风险与有效剂量成正比，而不是与组织剂量成正比。有效剂量用下列公式表示：

$$ED = \sum W_T H_T \qquad (4.6)$$

在此式中，H_T 为器官或组织剂量，W_T 为组织权重因子。

DLP 只能提供有效剂量的粗略估算。在临床实践中，DLP 大致与有效剂量成正比。为简便起见，有效剂量可以通过 DLP 乘以先前确定的常数 k 值得到。例如，头部 CT 扫描的 k 值（mSv/mGy·cm）为 0.0021；骨盆 CT 扫描的 k 值为 0.015。知道了这些 k 值，有效剂量的计算如下：

$$ED = k \times DLP \qquad (4.7)$$

有效剂量可用于比较 CT 扫描所接受的剂量与自然本底辐射所接受的剂量。例如，据报道，自然本底辐射的年有效剂量为 3mSv，而 CT 检查的年有效剂量为 1.5mSv，医学成像（CT 扫描、X 线摄影、介入、核医学）的年有效剂量为 3mSv。

常用放射学检查可提供以下有效剂量：

- 胸片——0.02mSv

4.7.3　准直和层数

CT 中的准直定义了线束宽度，指的是线束在探测器处的有效利用。对于多层 CT，层或层厚（宽度）由每个探测器通道中分组或组合在一起的探测器元件的数量所决定（Seeram，2009）。一般来说，随着准直宽度的增加（线束越宽＝层面越厚），剂量会降低。当层厚减小时，曝光量必须增加，以保持与厚层相同的信噪比。2.5mm 层厚需要的曝光量是 5mm 层厚的 2 倍。图像中噪声的关系如下：

$$噪声 \propto \frac{1}{T} \qquad\qquad (4.10)$$

在此公式中，T 等于重建层厚或标称层厚。

厚度为 2.5mm 的薄层比 5mm 层厚的噪声增加 1.4 倍。因此，如果在检查中使用 2.5mm 薄层，则必须增加技术参数（mAs 和 kV），以补偿与薄层带来的噪声增加。McNitt-Gray（2002）报道，当多层 CT 扫描仪的线束宽度从 5mm（4×1.25mm 准直）增加到 20mm（4×5mm 准直），而所有其他因素保持不变时，体模的 $CTDI_w$ 从 33mGy 下降到 20mGy。

4.7.4　过量射线和超范围扫描

超范围扫描是指在计划的组织长度之前和之后使用额外的旋转，以便重建第一张和最后一张图像（Kaza 等，2014）。过量射线是指多排探测器每旋转一周时，超出探测器排数边缘的额外剂量（Coakley 等，2011）。过量射线和超范围扫描都会增加患者的辐射剂量。现代 CT 扫描仪采用自适应准直，以减少患者在扫描开始和结束时的剂量。Christner 等（2010）证明，动态准直可以减少大约 40% 的剂量。

4.7.5　AEC 和图像质量指数

采用自动管电流调制技术将 AEC 整合到 CT 中可以追溯到 1981 年，如今，所有 CT 扫描仪都具有某种形式的自动管电流调制。自动管电流调制的主要目的是调节 z 轴（纵向），x-y 轴（角度），或两者的毫安，以减少患者的剂量。AEC 系统的一个重要特征是预先选定的图像质量指标，也称为参考或目标图像质量指标。该指标由制造商在 CT 扫描仪出厂前预先存储。当放射技师进行扫描时，该装置调整毫安值，以便采用曝光近似值以创建参考图像。不同的 CT 制造商采用不同的参考图像质量模型。例如，几家 CT 制造商采用以下模式：

- GE 医疗——噪声指数；
- 飞利浦医疗——参考图像；
- 西门子医疗——质量参考毫安秒；
- 佳能医疗，原东芝医疗——CT 值。

此外，参考或目标图像质量指标取决于多个因素，如管电压、患者体型、解剖部位和诊断任务。因此，该指标是一个操作者可选择的参数。

已有研究表明，自动管电流调制可使成人的剂量减少 20% ～ 40%，成人和儿童的剂量可减少 26% ～ 50%。此外，以 GE 医疗噪声指数应用为例，随着噪声指数的增加，患者剂量减少，

但代价是图像出现"噪声"。噪声指数与剂量的关系表示为:

$$NI \propto \frac{1}{\sqrt{D}} \tag{4.11}$$

在这个表达式中,D 等于剂量。

Kanal 等(2007)的研究表明,当噪声指数降低 5% 时,剂量增加约 11%。如果噪声指数增加 5%,则剂量减少约 9%。此外,Toth 等(2007)报道,自动管电流调制技术有望能使胸部 CT 检查中患者的有效剂量降低约 10%。作者指出,纵向调制将占剂量减少的大部分(三分之二),角度调制占剩余的三分之一(同上)。

4.7.6 患者定位

当患者不在 CT 机架等中心点时,即患者不在扫描野中心,图像噪声和患者剂量会增加,这是因为蝶状滤波器性能下降。对体模的研究表明,即使患者偏离中心仅有 3cm,也会使表面剂量增加 18%,而偏离中心 6cm 时,则会使表面剂量增加 41%(Toth 等,2007)。

4.7.7 迭代图像重建

CT 图像重建的目标是创建一幅通过患者的 X 线透射图像(衰减测量)。有几套明确的规则(算法)来执行这项任务,以及 Hounsfield 的开创性工作涉及采用代数重建技术,这是一类迭代算法(Verona 等,2011)。这些最初的迭代算法后来被解析重建算法所取代,其中滤波反投影算法成为 CT 图像重建的主力。滤波反投影算法的主要问题之一是噪声;另一个是条纹伪影。如今,由于高速计算的普及,迭代重建(IR)算法重新兴起(同上)。迭代图像重建算法的主要优点是降低了图像噪声,并最大限度地降低了滤波反投影算法所固有的较高辐射剂量。截至 2014 年,所有主要 CT 制造商都提供 IR 算法。例如,GE 医疗提供自适应统计 IR(ASIR)和基于模型的 IR(MBIR)算法;西门子医疗提供声像图确认图像重建(SAFIRE)和高级模型迭代重建(ADMIRE);佳能医疗系统提供自适应迭代剂量降低(AIDR)和自适应迭代剂量降低三维技术(AIDR 3D)。

迭代图像重建过程一般采用滤波反投影 CT 图像数据(称为实测投影),以创建模拟投影。将模拟投影与初始测量投影进行比较,以确定图像噪声的差异。一旦确定了这种差异,就将其应用于模拟投影中,以校正不一致。

该系统重建出一幅新的 CT 图像,并重复这个过程,直到测量和模拟投影之间的差异小到可接受范围。这种迭代过程产生的图像能真实再现被扫描对象,并且减少了噪声和伪影。几项研究表明,采用 IR 可减少 30% ~ 50% 的辐射剂量(McCollough 等 2009;Verona 等,2011)。这些研究涵盖了儿科检查、CT 腹部检查和 CT 血管造影等领域的剂量降低。

4.8 CT 剂量优化

探讨如何严格遵循 ALARA 原则,其实是在患者辐射防护的需求与获取高质量诊断图像的需求之间找到平衡点。简而言之,前面讨论的基于 ICRP 辐射防护框架的优化原则是指将辐射安全的承诺。

　　放射技师在 CT 图像采集中扮演着核心角色，通常负责设备启动程序、全程检查中的患者护理与沟通、患者体位设计、与放射科医师就检查的所有临床方面进行交流，以及在检查过程中对患者和其他在场工作人员的整体辐射防护。因此，通过对以下因素的深入理解，放射技师在 CT 检查的患者剂量与图像质量优化方面发挥着重要作用：

- 辐射和 CT 剂量的风险。
- 当前 CT 的技术进展。
- CT 剂量指标，特别是 $CTDI_{vol}$、DLP 和有效剂量，以及相关单位。
- CT 图像质量指标，如空间分辨率、对比分辨率、噪声和伪影。
- 影响 CT 患者剂量的技术因素包括：曝光技术因素（kV 和 mAs）、AEC、螺距、有效毫安秒、层厚、扫描野、线束准直、降噪算法（IR 算法）、解剖覆盖、过量射线和超范围扫描、患者定位、噪声指数。
- 与放射科医生一起持续审查优化剂量和图像质量为基础的扫描方案和复查方案。
- CT 剂量报告的扫描前和扫描后显示的 $CTDI_{vol}$、DLP 和有效剂量。
- 如何参与放射技师 CT 部门的 CT 剂量监测或剂量跟踪系统的开发或实施。监测和跟踪应包括剂量采集、吸收剂量转换为有效剂量、患者特异性储存、剂量分析、剂量沟通和数据输出等项目。
- 如何参与 CT 患者剂量和图像质量优化的研究。这需要掌握 CT 设备和剂量计校准的基础知识、图像采集细节、观察者性能测量和适当的统计工具。
- 如何通过相关的继续教育活动确保专业的持续性发展。

4.10　结论

　　CT 在医学成像中的应用越来越多，与其他诊断成像方式相比，CT 扫描提供的剂量相对较大，因此，所有放射学专业人员都必须重视优化图像质量，并将 CT 检查的患者剂量降至最低。此外，来自行业内部、公众和媒体对辐射随机风险的担忧，也凸显了对参与 CT 检查开具与实施 CT 设备的设计、制造和质量控制的各方面人员进行教育的必要性。

　　在进行 CT 检查时，放射技师应了解 CT 剂量学的基本概念，包括 CTDI 及其差异、DLP 和有效剂量。特别是，放射技师应该了解技术参数的选择如何影响 CT 检查中的患者剂量，包括最近实施的迭代重建（IR）算法。最后，放射技师必须了解 CT 剂量降低和 CT 剂量优化之间的区别，以及 ALARA 的应用，并积极参与优化患者剂量和图像质量。

（译者：王倩雅　王　骏　沈　柱　乔洪梅　张　源　李　婷）

参考文献

Berrington de Gonzalez A, Mahesh M, Kim KP, et al. Projected cancer risks from computed tomographic scans performed in the United States in 2007. Arch Intern Med. 2009;169(22):2071–2077. doi:10.1001/archintern med.2009.440.

Brenner DJ, Hall EJ. Computed tomography: An increasing source of radiation exposure. N Engl J Med. 2007;357(22):2277–2284.

Bushberg JT, Seibert JA, Leidholdt EM, Boone JM. The Essential Physics of Medical Imaging. 3rd ed. Philadelphia, PA: Lippincott Williams & Wilkins; 2012.

Christner JA, Zavaletta VA, Eusemann CD, Walz-Flannigan AL, McCollough CH. Dose reduction in helical CT: Dynamically adjustable z-axis x-ray beam collimation. AJR Am J Roentgenol. 2010;194(1):W49–W55. doi:10.2214/AJR.09.2878.

Coakley, FV, Gould R, Yeh BM, Arenson RL. CT radiation dose: What can you do right now in your practice? AJR Am J Roentgenol. 2011;196(3):619–625. doi:10.2214/AJR.10.5043.

Cody D, McNitt-Gray M. CT image quality and patient dose, definite, methods and trade offs. In: Frush DP, Huda W, eds. RSNA Categorical Course in Diagnostic Radiology Physics: From Invisible to Visible – The Science and Practice of X ray Imaging and Dose Optimization. 2006, 141–155.

Dauer LT, Brooks AL, Hoel DG, Morgan WF, Stram D, Tran P. Review and evaluation of updated research on health effects associated with low-dose ionizing radiation. Radiat Protect Dosimetry. 2010;140(2):103–136. doi:10.1093/rpd/ncq141.

Goo HW. CT radiation dose optimization and estimation: An update for radiologists. Korean J Radiol. 2012;13(1):1–11. doi:10.3348/kjr.2012.13.1.1.

Hendee WR, O'Connor MK. Radiation risks in medical imaging: Separating fact from fantasy. Radiology. 2013;264(2), 312–320. doi:10.1148/radiol.12112678.

Hricak H, Brenner DJ, Adelstein SJ, Frush DP, et al. Managing radiation use in medical imaging: A multifaceted challenge. Radiology. 2011;258(3):889–905. doi:10.1148/radiol.10101157.

Kanal KM, Stewart BK, Kolokythas O, Shuman WP. Impact of operator-selected image noise index and reconstruction slice thickness on patient radiation dose in 64-MDCT. AJR Am J Roentgenol. 2007;189(1):219–225.

Kaza RK, Platt JF, Goodsitt MM, et al. Emerging techniques for dose optimization in abdominal CT. Radiographics. 2014;34(1):4–17. doi:10.1148/rg.341135038.

Mahesh M. MDCT Physics: The Basics: Technology, Image Quality and Radiation Dose. Philadelphia, PA: Lippincott Williams & Wilkins; 2009.

Mathews JD, Forsythe AV, Brady Z, et al. Cancer risk in 680,000 people exposed to computed tomography scans in childhood or adolescence: Data linkage study of 11 million Australians. BMJ. 2013;346:1–18. doi:10.1136/bmj.f2360.

Matthews K, Brennan P. Optimization of x-ray examinations: General principles and an Irish perspective. Radiography. 2009;15:262–268.

McCollough C, Bruesewitz MR, Kofler JM Jr. CT dose reduction and dose management tools: Overview of available options. Radiographics. 2006;26(2):503–512.

McCollough CH, Primak AN, Braun N, Kofler J, Yu L, Christner J. Strategies for reducing radiation dose in CT. Radiol Clin North Am. 2009;47(1):27–40. doi:10.1016/j.rcl.2008.10.006.

McNitt-Gray MF. AAPM/RSNA physics tutorial for residents: Topics in CT: Radiation dose in CT. Radiographics. 2002;22(6):1541–1553.

National Research Council. Health Risks from Exposure to Low Levels of Ionizing Radiation: BEIR VII Phase 2. Washington, DC: National Academic Press; 2006.

Pearce MS, Salotti JA, Little MP, et al. Radiation exposure from CT scans in childhood and subsequent risk of leukemia and brain tumors: A retrospective cohort study. Lancet. 2012;80(9840):499–505. doi:10.1016/S0140-

第5章

计算机断层扫描中的患者护理

目录

5.1　引言

　　本章探讨了计算机断层扫描（CT）科室中患者护理的多维性，其重心已从技术导向转向更加以患者为中心的服务。然而，与此同时，我们仍要强调技术技能与专业素养的必要性。CT放射技师必须在与患者、家属及跨学科团队中其他医疗工作者进行高水平沟通时具备较强的理解能力和处理相关关系的技能。放射技师的角色不仅在于获取并生成高质量图像，同时还需兼顾患者护理质量的提高。为此，放射技师必须接受该领域的严格培训，以掌握成像参数、对比增强与扫描时相的操作、病变识别及CT扫描禁忌证等核心知识。在快节奏的CT工作环境中，放射技师必须灵活应对在技术改良的同时兼顾患者的护理，并要意识到每位患者的体验感可能各不相同。

　　作者们反思了成为一名全能型放射技师的重要性，这既需要高超的技术能力，也离不开出证据表明，无需延长患者的营养或水分限制；检查前补液反而更有助于降低肾毒性风险或对比剂暴露后肾小球滤过率（GFR）下降的可能性（Bader 等，2004）。除这项检查前禁食措施外，造影检查的准备工作还包括：扫描医师必须核查患者近期生化指标等实验室结果，特别是 GFR 数值以及肌酐水平。这样可以确保患者的肾功能能够耐受并正常排泄离子型对比剂，而不会导致对比剂诱发的急性肾损伤（CI–AKI）。

5.2.2　镇静剂

在影像科对患者进行镇静处理并不罕见。对于接受 CT 介入手术或儿科影像检查的患者，可能需要实施镇静。为确保获得最佳诊断图像，需与各方协调配合，同时遵循 ALARA 原则（合理、可行、尽量低），且不会进一步损害患者的健康与安全，尤其是对于麻醉或镇静风险较高的病例。随着现代 CT 扫描仪及扫描速度的大幅度提升，部分情况下患者可能几乎无需镇静。例如，20 世纪 80 年代 CT 技术问世时，头部扫描需耗时 5 分钟；而现代扫描仪可在短短 2 秒内完成诊断序列的采集。每位患者均需制定个体化扫描方案，以确保断层成像既安全又高效。针对儿科影像检查，已有多种非药物镇静替代方法用以辅助完成放射成像，如睡眠剥夺、家长参与、注意力分散及游戏疗法等（Arlachov 和 Ganatra，2012）。

5.3　对比剂：对比剂规范

CT 通常是一种非侵入性检查工具，能够对内部结构进行三维可视化与差异化显示。在某些研究中，当难以分辨相邻结构、评估血管闭塞或狭窄，或观察器官灌注情况时，使用对比剂成像可显著提升组织的可视化效果和区分度。如前所述，目前普遍采用非离子型对比剂替代了过去使用的离子型制剂（Ho 等，2012）。高粘度对比剂需保持温热状态，以确保快速注射。需要考虑对比剂的粘滞度，因为它会影响给药速率——若未能把握最佳增强时机进行团注，或注射流速不足以保证充分显影及达到所需 CT 值，均有可能导致图像质量无法达到最优。对比剂用量需根据患者体重确定，现行静脉注射标准为 1 ~ 1.5mL/kg。多种因素会导致对比剂用量减少，包括采集速度、注射速率及双能量 CT 的应用（Bhalla 等，2019）。由于多排探测器 CT 技术的出现，现已实现对比剂剂量和患者辐射剂量的同步降低。

静脉注射对比剂的参数会因成像部位、扫描时相、病变检查、心输出量及扫描范围而异。此外，静脉导管尺寸也可能成为限制注射速率的因素。对于外周静脉通路不佳，且血管较细的患者，往往难以达到理想的注射流速。例如，在进行肺动脉造影（CTPA）时，肺动脉强化的程度可能受到导管尺寸所限流速的影响（Uysal 等，2010）。因此，血管强化水平取决于放射技师设定的流速，并由每秒对患者注射的碘分子数量决定。为此，放射技师必须谨慎选择能够耐受高压注射的血管，并在最大限度减少患者疼痛或不适的同时，实现感兴趣区的最佳强化效果。

CT 成像时的最佳目标是使用最少的对比剂获得最大程度的增强效果。静脉注射含碘对比剂的最佳途径是通过外周静脉插管。外周静脉通路配合使用高压注射器，能够根据所需扫描方案，以选定流速可靠、稳定地输送对比剂。通过实施低剂量辐射的团注追踪造影扫描，技师可动态观察对比剂充盈兴趣区并开始扫描，确保获得最佳对比增强效果。对于外周静脉通路不佳的患者，或正在接受化疗或透析的患者，可能已置入中心静脉导管（CVC）。这类情况常见于重症监护病房的患者。临床环境中使用的 CVC 类型多种多样：最常见的有隧道式和非隧道式 CVC、输液港及外周置入中心导管（Buijis 等，2017）。由于 CT 检查需要较高的注射速率才能获得内部结构的最佳对比显影，而通过 CVC 通常无法实现这一要求——为避免器械损伤需采用较低流速，进而导致对比剂浓度不足。关于在 CT 检查中使用高压注射器经 CVC 注射对比剂的适用性，各临床机构和临床医师之间存在分歧。考虑到导管破裂、血管损伤、纵隔血肿、对比剂外渗、心律失常及后续感染等并发症风险（Sanelli 等，2004），放射科医师和临床指南对使用 CVC 注射对比剂持谨慎态度。由于 CVC 制造工艺的差异，难以制定统一的使用规范。不同制造商的产品在材料、使用长度和管腔直径等方面存在局限（Sanelli 等，2004）。

通过手动注射对比剂时，很难获得理想的增强时相。在少数情况下，会采用手动注射而非高压注射，例如对儿科患者进行成像，或注射速度无需过高或恒定的场景——如进行对比增强脑部成像以评估富血供转移瘤。对比增强效果还可能受到其他外部因素的影响，包括患者体型、心输出量、组织特性、对比剂类型、用量、注射时间、扫描时机及生理盐水冲洗（Buijis 等，2017；Caruso 等，2018）。诸多因素可导致兴趣区对比增强不理想，因此放射技师必须能够识别并调整参数以避免这种情况。为减少某些血管造影检查所需的碘对比剂用量，临床医生可采用生理盐水团注以确保对比剂快速通过。使用生理盐水包裹碘注射还具有诸多优势：可将残留对比剂"推送"至静脉内，从而减少了静脉伪影并避免了外周部位显影。在静脉注射对比剂时，也存在发生血管空气栓塞的可能性。这类栓塞通常被报告为非致命性事件，大多数情况下不会在患者身上引发任何症状（Sodhi 等，2015）。当静脉注射中存在空气栓子时，注射后可能出现急性呼吸困难、胸痛、癫痫发作、喘息、紫绀或低血压等临床症状表现（Sodhi 等，2015）。

据报道，11% ~ 23% 的患者曾发生过意外静脉空气注入，这种情况可能致命，最终导致心脏或呼吸骤停、癫痫发作及认知能力下降（Authority, 2020）。使用高压注射器时，存在空气栓塞的风险，原因可能包括插管插入、对比剂本身含有的微气泡或注射管路未提前排气。因此，放射技师必须在插管时检查管内是否存在游离空气，并在装载对比剂或注射管道时确保无气泡存在。医院及影像科室最常用的器材是外周静脉导管，因其留置管腔可实现持续静脉通路，在 CT 检查室频繁使用。然而，这类导管可能伴随较高的血液感染风险（Zhang 等，2016）。外周静脉插管是为了方便为患者注入含碘对比剂，以进行增强 CT 检查。图 5.1 展示了影响对比剂对内部结构进行最佳强化的多重因素。

医护人员的手部卫生对于降低外周静脉导管插入引发的感染率至关重要。手卫生被认为是预防感染传播最重要的步骤之一（Chan 等，2012）。全球范围内，充分的手部消毒被公认为可以最大限度地减少感染传播。手卫生包括用普通或抗菌肥皂和水洗手，或使用含酒精的搓手液。同样，在导管插入过程中采用无菌技术也能防止感染的扩散。在 CT 室中进行的介入性操作已越来越多，这无疑提升了无菌技术和无菌区域规范的重要性。这些做法包括正确的手部卫生、穿戴手术衣和手套、兴趣区准备、铺巾、保持无菌区域以及 CT 环境和设备的清洁（Chan 等，2012）。确保使用的物品在有效期内是另一项重要的安全措施，需在使用前落实。CT 放射技师的职责不仅包括围绕最佳成像以及与介入放射科医生进行沟通，还包括对 CT 扫对比剂，与其他选择相比，患者觉得更适合口服，也适用于治疗场景，如解决手术后小肠梗阻的问题（Pollentine，Ngan-Soo and McCoubrie，2013）。一些口服或直肠对比剂的使用可能会引发并发症，例如，对比剂泄漏入纵隔或腹膜腔内。在食管或胃肠道穿孔的检查中，如果有明显的肠漏，水溶性碘对比剂是首选的阳性对比剂，以减少腹膜炎周围潜在并发症的可能性。由于其替代品硫酸钡溶液是一种不溶性物质，因此在肠漏检查中禁用硫酸钡溶液（Ghahremani and Gore，2021）。如果出现肠穿孔，钡剂会随肠内容物和粪便一起溢出到腹膜腔，细菌感染可导致腹膜炎（Ghahremani and Gore，2021）。因此，当有临床疑似肠漏时，CT 放射技师应避免使用硫酸钡作为直肠或口服对比剂。CT 放射技师对对比剂知识的理解对于消除患者的伤害是不可或缺的。必须要注意的是，在疑似气管食管瘘的情况下，不应使用水溶性碘对比剂，因为它可能导致肺炎（Hegde 等，2013）。

　　直肠液体对比剂的另一种替代方法是，在进行 CT 结肠造影检查时对肠管进行充气扩张以评估肠壁。CT 放射技师或放射科医生对肠壁进行最佳充气扩张以评估肠壁是至关重要的，以避免降低检测任何腔内息肉或肿块的敏感性（Shinners 等，2006）。不幸的是，为确保结肠诊断性充气扩张，患者经常会在检查过程中感到相当不适。在 CT 结肠造影检查中，常选择使用的结肠充气方法包括：管腔内注射气体和二氧化碳（CO_2）。这是目前最佳的两种方法。然而，有证据表明由于 CO_2 被肠壁重吸收的能力比气体更迅速，因而患者对其有更好的耐受性（Shinners 等，2006）。由于 CO_2 的再吸收速度比气体快了 150 倍，因此也显示出肠腔扩张改善的迹象，可确保检查的成功操作，尽量减少患者的不适和更复杂检查的需要，如结肠镜检查（Shinners 等，2006）。

5.4　高危患者的注意事项

5.4.1　孕妇

　　孕妇在怀孕期间可能会遇到非产科急诊，需要进行诊断和后续治疗。随着现代 CT 在疾病诊断领域的发展，应用 CT 检查来确诊孕妇的非产科急症的情况也越来越多。由于 CT 使用电离辐射，这可能对未出生的胎儿造成伤害。在怀孕期间可以使用碘对比剂；现有文献表明，仅有微量对比剂会通过胎盘到达胎儿（Sadro and Dubinsky，2013）。毫无疑问，患者必须被告知并同意使用对比剂，并在同意进行电离检查之前充分了解电离辐射的风险。阑尾炎、肺栓塞、急性创伤和肾绞痛是临床中常见的一些非产科急诊。在诊断和治疗妊娠患者的同时，需配合进行多项临床检测及胎儿监护。归根结底，胎儿存活与母体生存息息相关，因此必须竭尽全力挽救孕妇的生命（Sadro 和 Dubinsky，2013）。

5.4.2　儿科患者

　　像胎儿一样，儿童对辐射诱发的致癌作用更为敏感，因为他们剩余的生命年限更长，发生潜在癌症的可能性也更大。尽管如此，过去十年中儿科 CT 检查的使用也有所增加。医疗辐射的基本原则是正当化和最优化，儿科放射科医生及治疗团队必须权衡 CT 扫描对患儿的益处是否大于风险。相应地，CT 技师必须实施剂量优化策略。随着现代 CT 扫描仪及剂量降低技术的应用，由于 CT 在特定病变诊断中已成为金标准，其敏感性和特异性优于其他非电离方法，CT 的使用范围进一步扩大。

在对儿童进行 CT 成像检查时，前期准备工作与成人检查的预先规划不同。由于认知能力和沟通技巧的不同，儿童处理信息的方式也有别于成人（Desai 和 Pandya，2013）。儿科医护人员可以通过游戏方式与年幼患者建立信任关系——例如提供玩具、询问兴趣爱好或展开轻松愉快的简短对话。关键在于为儿童营造一个充满支持与信任的环境，同时与患儿及其看护者建立融洽关系。父母及看护者在促进医务人员与未成年患儿有效沟通方面发挥着不可或缺的作用。父母应全程参与儿童的医疗检查流程，因为他们能有效帮助儿童降低焦虑水平。此外，孩子的照顾者可以通过喂奶或包裹技术哄孩子入睡，这样可以避免孩子使用镇静剂或麻醉——在婴儿睡眠时进行扫描（Antonov 等，2017）。可以让小孩在熟悉的环境中安定下来，然后在进入扫描室时调暗灯光、降低噪音，以免打扰熟睡的小孩。放射技师坐下并与患儿保持视线平齐有助于与孩子进行交流。有时，可能需要用麻醉剂来镇静小孩，以确保检查效果最佳，同时遵循 ALARA 原则。在这种情况下，医护人员与父母 / 照顾者之间的沟通至关重要。

5.4.3　透析患者

因肾功能衰竭或肾功能下降而接受透析治疗的患者，无论是血液透析还是腹膜透析，在接触肾毒性药物后肾功能进一步下降的可能性增加（Davenport 等，2020）。如果遇到危及生命的诊断必须使用对比剂时，不应因患者肾功能不全而停用药物。若病情未危及生命，则需由治疗团队、放射科医师及肾脏专科医师共同会诊决策。

5.4.4　糖尿病患者与二甲双胍

二甲双胍是一种用于治疗非胰岛素依赖型糖尿病的抗糖尿病药物，它通过控制血糖水平并减少肝脏产生的血糖量来发挥作用（Nasri 和 Rafieian-Kopaei，2014）。虽然二甲双胍本身不具有肾毒性，但对于急性肾损伤（AKI）或慢性肾损伤患者来说，静脉注射含碘对比剂可能进一步损害肾功能，需引起警惕。糖尿病患者在服用二甲双胍期间，碘剂的使用可能诱发乳酸酸中毒。糖尿病患者发生乳酸酸中毒的机制已较为明确。体内的乳酸通常通过肾脏代谢和清除。乳酸酸中毒是一种罕见并发症，当含碘对比剂导致肾功能衰竭而患者仍在继续服用二甲双胍时就有可能发生（Rasuli 和 Hammond，1998)。为避免对比剂诱发的乳酸酸中毒，建议在注射碘剂后暂停二甲双胍 48 小时，此期间任何对比剂相关的急性肾损伤（CI-AKI）均可通过临床观察发现（图 5.2）。如果肾功能随后恢复正常，则可重新使用二甲双胍治疗。

5.4.5　碘过敏

患者对碘过敏的情况并不罕见，因此，必须在检查前确定这一点，并采取正确的处理措施以确保患者安全。对比剂的不良反应很难预测，且偶有发生。对于存在轻度或中度反应风险的患者，可考虑预先给药，但支持预先给药能预防急性、严重反应的证据有限。可以在给予对比剂之前预先给药，可使用类固醇或抗组胺药（RANZCR，2018）。

Briguori, C., Tavano, D. and Colombo, A., 2003. Contrast agent-associated nephrotoxicity. Progress in Cardiovascular Diseases, 45(6), pp. 493–503.

Buijs, S., Barentsz, M., Smits, M., Gratama, J. and Spronk, P., 2017. Systematic review of the safety and efficacy of contrast injection via venous catheters for contrast-enhanced computed tomography. European Journal of Radiology Open, 4, pp. 118–122.

Callahan, M., Servaes, S., Lee, E., Towbin, A., Westra, S. and Frush, D., 2014. Practice patterns for the use of iodinated IV contrast media for pediatric CT studies: A survey of the society for pediatric radiology. American Journal of Roentgenology, 202(4), pp.872–879.

Carroll, R. and Matfin, G., 2010. Review: Endocrine and metabolic emergencies: Thyroid storm. Therapeutic Advances in Endocrinology and Metabolism, 1(3), pp. 139–145.

Caruso, D., De Santis, D., Rivosecchi, F., Zerunian, M., Panvini, N., Montesano, M., Biondi, T., Bellini, D., Rengo, M. and Laghi, A., 2018. Lean body weight-tailored iodinated contrast injection in obese patient: Boer versus James Formula. BioMed Research International, 2018, pp. 1–6.

Chan, D., Downing, D., Keough, C., Saad, W., Annamalai, G., d'Othee, B., Ganguli, S., Itkin, M., Kalva, S., Khan, A., Krishnamurthy, V., Nikolic, B., Owens, C., Postoak, D., Roberts, A., Rose, S., Sacks, D., Siddiqi, N., Swan, T., Thornton, R., Towbin, R., Wallace, M., Walker, T., Wojak, J., Wardrope, R. and Cardella, J., 2012. Joint practice guideline for sterile technique during vascular and interventional radiology procedures: From the society of interventional radiology, association of perioperative registered nurses, and association for radiologic and imaging nursing, for the society of interventional radiology (Wael Saad, MD, Chair), Standards of Practice Committee, and Endorsed by the Cardiovascular Interventional Radiological Society of Europe and the Canadian Interventional Radiology Association. Journal of Vascular and Interventional Radiology, 23(12), pp. 1603–1612.

Dauer, L., Thornton, R., Hay, J., Balter, R., Williamson, M. and St. Germain, J., 2011. Fears, feelings, and facts: interactively communicating benefits and risks of medical radiation with patients. American Journal of Roentgenology, 196(4), pp. 756–761.

Davenport, M., Perazella, M., Yee, J., Dillman, J., Fine, D., McDonald, R., Rodby, R., Wang, C. and Weinreb, J., 2020. Use of intravenous iodinated contrast media in patients with kidney disease: Consensus statements from the American College of Radiology and the National Kidney Foundation. Radiology, 294(3), pp. 660–668.

Desai, P. and Pandya, S., 2013. Communicating with children in healthcare settings. The Indian Journal of Pediatrics, 80(12), pp. 1028–1033.

Ghahremani, G. and Gore, R., 2021. Intraperitoneal barium from gastrointestinal perforations: Reassessment of the prognosis and long-term effects. American Journal of Roentgenology, [online] 217(1), pp. 117–123. Available at: <https://www-ajronline-org.ezproxy.csu.edu.au/doi/pdf/10.2214/AJR.20.23526>.Hegde, R., Kalekar, T., Gajbhiye, M., Bandgar, A., Pawar, S. and Khadse, G., 2013.

Esophagobronchial fistulae: Diagnosis by MDCT with oral contrast swallow examination of a benign and a malignant cause. Indian Journal of Radiology and Imaging, 23(2), p. 168.

Ho, J., Kingston, R., Young, N., Katelaris, C. and Sindhusake, D., 2012. Immediate hypersensitivity reactions to IV non-ionic iodinated contrast in computed tomography. Asia Pacific Allergy, 2(4), p. 242.

Indrajit, I., Sivasankar, R., D'Souza, J., Pant, R., Negi, R., Sahu, S. and PI, H., 2015. Pressure injectors for radiologists: A review and what is new. Indian Journal of Radiology and Imaging, 25(1), p. 2.

Insights into Imaging, 2010. The future role of radiology in healthcare. 1(1), pp. 2–11.

Katzberg, R. and Haller, C., 2006. Contrast-induced nephrotoxicity: Clinical landscape. Kidney International, [online] 69, pp. S3–S7. Available at: <https://www.kidney-international. org/article/S0085-2538(15)51385-9/fulltext> [Accessed 16 August 2021].

Lee, B., Ok, J., Abdelaziz Elsayed, A., Kim, Y. and Han, D., 2012. Preparative fasting for contrast-enhanced CT: Reconsideration. Radiology, 263(2), pp. 444–450.

Lee, S., Rhee, C., Leung, A., Braverman, L., Brent, G. and Pearce, E., 2015. A review: Radiographic iodinated contrast media-induced thyroid dysfunction. The Journal of Clinical Endocrinology & Metabolism, 100(2), pp. 376–383.

McCartney, M., Gilbert, F., Murchison, L., Pearson, D., McHardy, K. and Murray, A., 1999. Metformin and contrast media — A dangerous combination? Clinical Radiology, 54(1), pp. 29–33.

Nasri, H. and Rafieian-Kopaei, M., 2014. Metformin: Current knowledge. Journal of Research in Medical Sciences, [online] 19(7), pp. 658–664. Available at: <https://www.ncbi.nlm.nih.gov/pmc/articles/PMC4214027/> [Accessed 16 August 2021].

Pollard, N., Lincoln, M., Nisbet, G. and Penman, M., 2019. Patient perceptions of communication with diagnostic radiographers. Radiography, 25(4), pp. 333–338.

Pollentine, A., Ngan-Soo, E. and McCoubrie, P., 2013. Acceptability of oral iodinated contrast media: a head-to-head comparison of four media. The British Journal of Radiology, 86(1025), p. 20120636.

Rasuli, P. and Hammond, I. 1998, Metformin and contrast media: Where is the conflict? Canadian Association of Radiologists Journal, 49(3), pp. 161–166.

Sadro , C. and Dubinsky, T., 2013. Article - CT in pregnancy: Risks and benefits. [online] Appliedradiology.com. Available at: <https://www.appliedradiology.com/communities/Pediatric-Imaging/ct-in-pregnancy-risks-and-benefits>.

Sanelli, P., Deshmukh, M., Ougorets, I., Caiati, R. and Heier, L., 2004. Safety and feasibility of using a central venous catheter for rapid contrast injection rates. American Journal of Roentgenology, 183(6), pp. 1829–1834.

Shinners, T., Pickhardt, P., Taylor, A., Jones, D. and Olsen, C., 2006. Patient-controlled room air insufflation versus automated carbon dioxide delivery for CT colonography. American Journal of Roentgenology, [online] 186(6), pp. 1491–1496. Available at: <https://www.ajronline.org/doi/10.2214/AJR.05.0416>.

Smith-Bindman, R., Miglioretti, D. and Larson, E., 2008. Rising use of diagnostic medical imaging in a large integrated health system. Health Affairs, 27(6), pp. 1491–1502.

Sodhi, K., Saxena, A., Chandrashekhar, G., Bhatia, A., Singhi, S., Khandelwal, N. and Agarwal, R., 2015. Vascular air embolism after contrast administration on 64 row multiple detector computed tomography: A prospective analysis. Lung India, 32(3), p. 216.

Thomsen, H. and Morcos, S., 2002. Radiographic contrast media. BJU International, 86, pp. 1–10.

Uysal Ramadan, S., Kosar, P., Sonmez, I., Karahan, S. and Kosar, U., 2010. Optimisation of contrast medium volume and injection-related factors in CT pulmonary angiography: 64-slice CT study. European Radiology, 20(9), pp. 2100–2107.

Wang, C., Cohan, R., Ellis, J., Caoili, E., Wang, G. and Francis, I., 2008. Frequency, outcome, and appropriateness of treatment of nonionic iodinated contrast media reactions. American Journal of Roentgenology, 191(2), pp. 409–415.

Zhang, L., Cao, S., Marsh, N., Ray-Barruel, G., Flynn, J., Larsen, E. and Rickard, C., 2016. Infection risks associated with peripheral vascular catheters. Journal of Infection Prevention, 17(5), pp. 207–213.

第 6 章

头部横断面解剖

目录

6.1 轴位 CT- 大脑镰头端水平

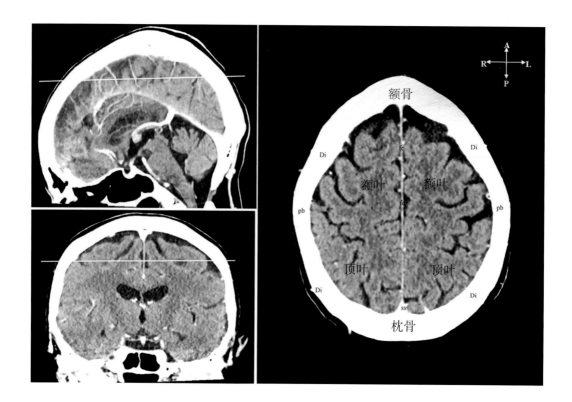

Di- 板障	pb- 顶骨
fc- 大脑镰	ss- 上矢状窦

6.2　轴位 CT- 直窦水平

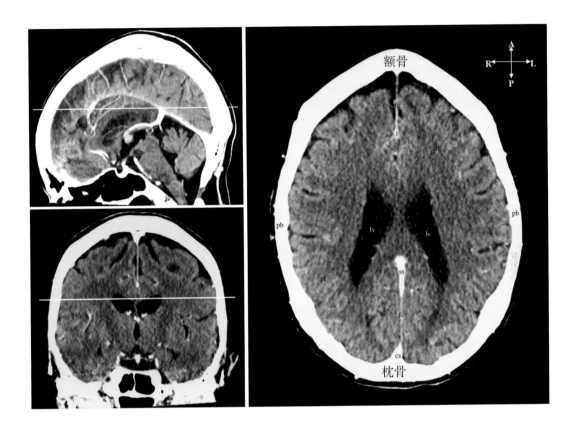

l- 大脑前动脉	lv- 左侧脑室	cs- 上矢状窦
fl- 额叶	pl- 顶叶	pb- 顶骨
fc- 大脑镰	ss- 直窦	

6.3 轴位 CT- 松果体水平

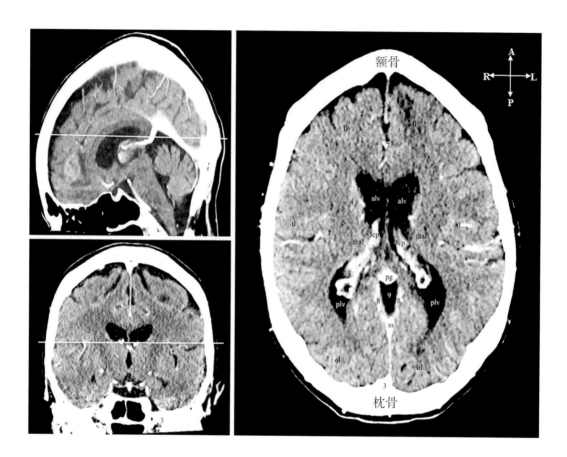

1 和 2- 大脑镰	plv- 侧脑室后角
3- 窦汇	thal- 丘脑
4- 尾状核头	pg- 松果体
5- 豆状核	fl- 额叶
6- 室间隔	tl- 颞叶
7- 大脑前动脉	ol- 枕叶
8- 小脑幕	3cp- 第三脑室脉络丛
9- 小脑上池	alv- 侧脑室前角
	ss= 直窦

6.4 轴位 CT- 大脑大静脉水平

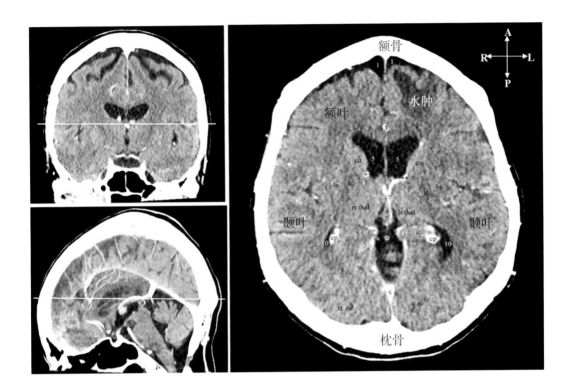

1- 前正中池	8- 小脑上池	ic- 内囊
2- 大脑镰	9- 直窦	cp- 脉络丛
3- 大脑前动脉	10- 侧脑室后角	rt/lt oc- 左右枕叶
4- 胼胝体膝	11- 海马旁回	rt/lt thal- 左右丘脑
5- 侧脑室前角	12- 海马	*- 大脑大静脉
6- 穹窿	cu- 尾状核头	**- 基底静脉
7- 大脑内静脉	ln- 豆状核	Sol- 占位性病变

6.7　轴位 CT– 基底动脉桥脑前池末端水平

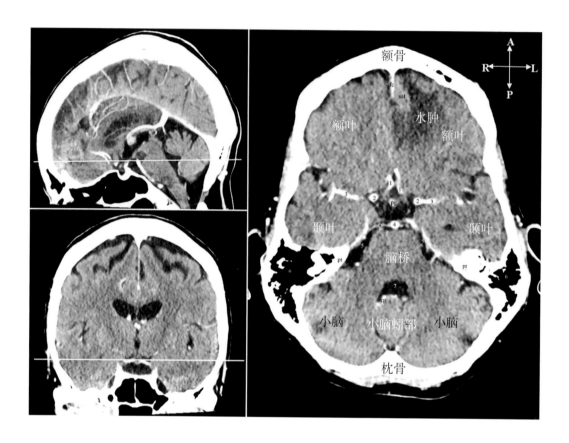

1– 大脑前动脉	fc– 大脑镰
2– 颈内动脉	sol– 占位性病变
3– 大脑中动脉	cp– 脉络丛
4– 基底动脉	pt– 颞骨岩部
5– 桥脑前池	*– 大脑后动脉
6– 鼓室	..– 枕窦
7– 第四脑室	

6.8 轴位 CT－枕外隆突水平

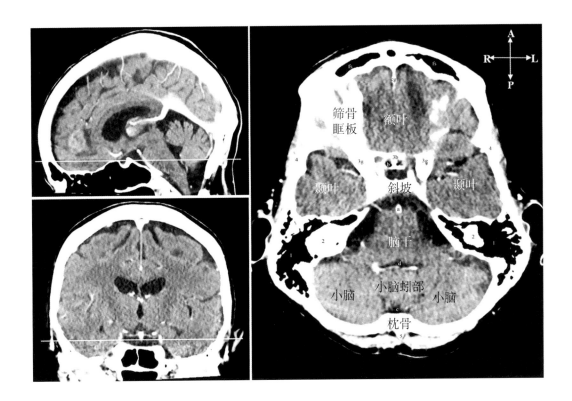

a– 基底动脉	3b– 蝶骨体
b– 蝶窦	3g– 蝶骨大翼
c– 枕窦	4– 颞骨鳞状部
d– 第四脑室	5– 枕外隆突
1– 鼓室	fs– 额窦
2– 颞骨岩部	cg– 鸡冠

第 7 章

颈部横断面解剖

目录

7.1 轴位 CT- 下颌髁突水平

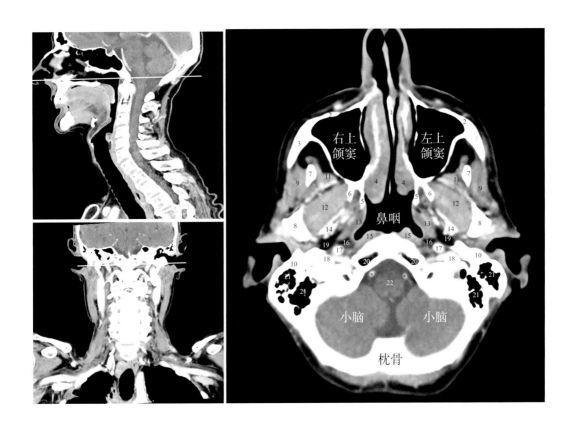

1- 犁骨	10- 乳突	19- 外耳道
2- 颧骨的上颌突	11- 颞肌	20- 髁突管
3- 颧骨的颞突	12- 翼外肌	21- 乳突气房
4- 下鼻甲	13- 翼内肌	22- 延髓
5- 内侧翼板	14- 翼静脉丛	**- 椎动脉
6- 外侧翼板	15- 椎前肌	rt- 右
7- 下颌骨冠突	16- 咽鼓管	lt- 左
8- 下颌髁突	17- 颈内动脉	
9- 咬肌	18- 颈内静脉	

7.4 轴位 CT- 齿突水平

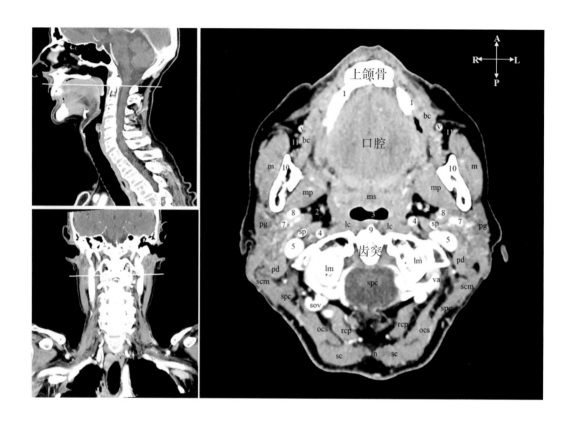

1- 上颌骨的牙槽间隙	v- 面静脉	spc- 颈部脊髓
2- 咽旁间隙	ms- 软腭肌	rcp- 头后大直肌
3- 口咽	pg- 腮腺	ocs- 头上斜肌
4- 颈内动脉	lm- 寰椎侧块	spc- 头夹肌
5- 颈内静脉	Va- 椎动脉	ln- 项韧带
7- 下颌后静脉	m- 咬肌	bc- 颊肌
8- 颈外动脉	mp- 翼内肌	sp- 茎突
9- 寰椎前结节	sov- 枕下静脉丛	sc- 头半棘肌
10- 下颌骨（升支）	scm- 胸锁乳突肌	lc- 颈长肌
11- 颌颞后间隙	pd- 二腹肌后腹	

7.5 轴位 CT-C2 后弓水平

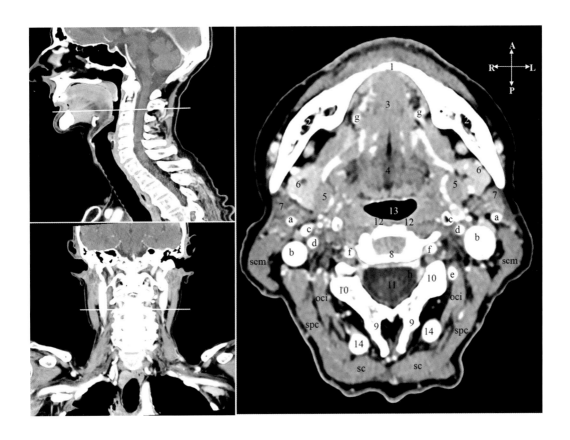

1- 下颌体	10- 上关节突	a- 下颌后静脉
2- 牙槽间隙	11- 脊髓	b- 颈内静脉
3- 舌肌	12- 椎前机（颈长肌）	c- 颈外动脉
4- 舌根	13- 口咽	d- 颈内动脉
5- 二腹肌后腹	14- 枕下静脉丛	e- 椎静脉
6- 颌下腺	scm- 胸锁乳突肌	f- 椎动脉
7- 腮腺	oci- 头下斜肌	g- 舌动脉
8- C2 椎体	spc- 头夹肌	h- 椎管
9- C2 棘突	sc- 头半棘肌	

7.6 轴位 CT-C3 水平

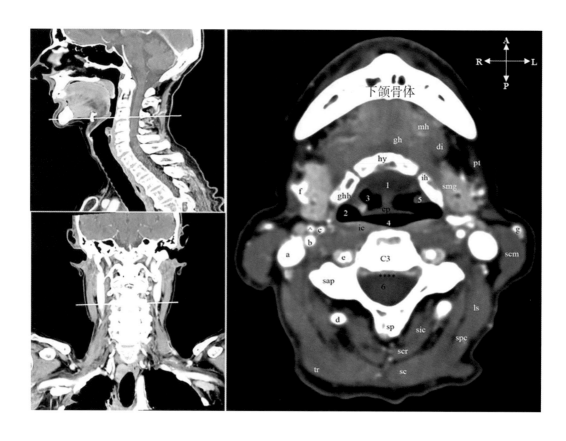

1- 会厌正中襞	e- 椎动脉	ghh- 舌骨大角
2- 梨状窝	f- 面静脉	sc- 头半棘肌
3- 会厌谷	g- 颈外静脉	scr/sic- 颈半棘肌
4- 喉咽	∧ - 枕动脉	spc- 头夹肌
5- 舌会厌外侧襞	****- 椎静脉丛内侧	ls- 肩胛提肌
6- 脊髓	gh- 颏舌骨肌	sap- 上关节突
a- 颈内静脉	mh- 下颌舌骨肌	sp- 棘突
b- 颈内动脉	di- 二腹肌前腹	ic- 下咽收肌
c- 颈外动脉	pt- 颈阔肌	hy- 舌骨体
d- 枕下静脉丛	smg- 颌下腺	
scm- 胸锁乳突肌	ls- 舌骨小角	

7.7 轴位 CT-C4 水平

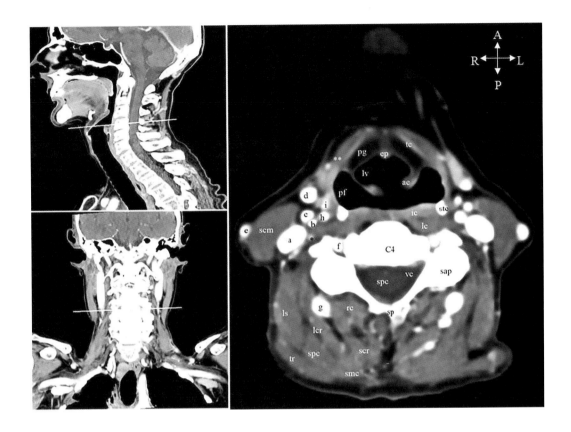

tc- 甲状软骨	vc- 椎管	b- 颈内动脉
ae- 杓状会厌襞	sp-C4 椎体棘突	c- 颈外动脉
ep- 会厌	rc- 颈回旋肌	d- 面总静脉
pg- 会厌旁脂肪	lcr- 颈最长肌	e- 颈外静脉
lv- 喉前庭	ls- 肩胛提肌	f- 椎动脉
pf- 梨状窝	spc- 头夹肌	g- 枕下静脉
stc- 甲状软骨上角	smc- 头半棘肌	h- 甲状腺上静脉
ic- 咽下缩肌	scr- 颈半棘肌	i- 甲状腺上动脉
lc- 颈长肌	sap- 上关节突	*- 迷走神经
scm- 胸锁乳突肌	tr- 斜方肌	***- 舌骨下肌
spc- 脊髓	a- 颈内静脉	

7.8   轴位 CT–C5 水平

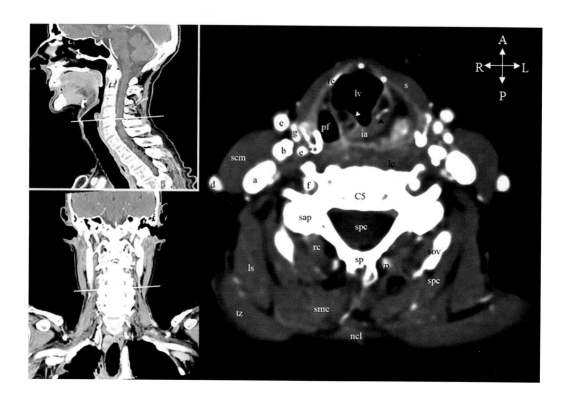

tr– 甲状软骨板	sp– 棘突	scm– 胸锁乳突肌
s– 带状肌	sov– 枕下静脉丛	a– 颈内静脉
lv– 喉前庭	vp– 椎外静脉丛	b– 颈总动脉分叉
白箭头 – 杓状会厌襞	rc– 颈回旋肌	c– 面静脉
黑箭头 – 角状和楔形软骨	spc– 头夹肌	d– 颈外静脉
Ia– 杓间肌	smc– 头半棘肌	e– 甲状腺上静脉
pf– 梨状窝	ncl– 项韧带	f– 椎动脉
Lc– 颈长肌	ls– 肩胛提肌	g– 甲状腺上动脉
sap– 上关节突	t– 斜方肌	**– 甲状软骨角
sp– 脊髓		

7.9 轴位 CT-C6 水平

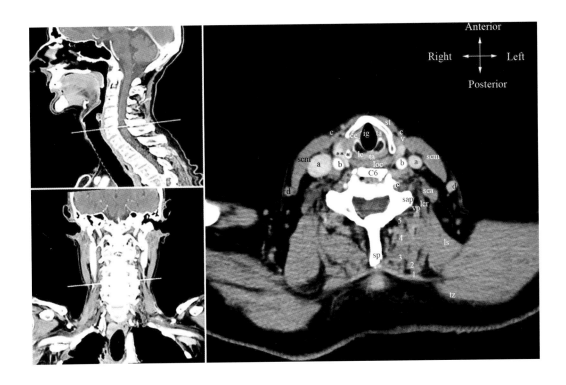

1- 头夹肌	sap- 上关节突	a- 颈内静脉
2- 颈夹肌	sp- 棘突	b- 颈总动脉
3- 头半棘肌	scm- 胸锁乳突肌	c- 颈前静脉
4- 头半棘肌	ig- 声门下腔	d- 颈外静脉
5- 多裂肌的颈椎部分	ct- 甲杓肌	e- 椎动脉
lcr- 颈最长肌	st- 胸骨甲状肌	v- 颈静脉
ls- 肩胛提肌	*- 甲状软骨下角	ta- 杓横肌
sca- 斜角肌	**- 甲状腺右叶	loc- 颈长肌
tz- 斜方肌	ce- 圆锥上缘	
vp- 椎外静脉丛	lc- 环状软骨板	

（译者：惠新宇　王　骏　沈　柱　乔洪梅　张　源　陈　安）

8.2   T2/T3 胸椎水平

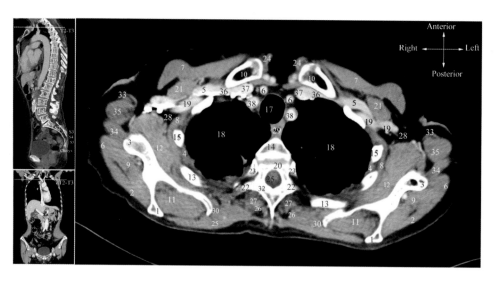

图 8.2   轴位计算机断层扫描（CT）：T2/T3 椎体水平

1- 肩胛冈	14-T2 和 T3 之间的椎间盘	27- 半棘肌群
2- 后三角肌	15- 第 2 肋骨体	28- 颈腋管
3- 肩胛上外侧缘	16- 颈总动脉	29- 食管
4- 肋间肌	17- 气管	30- 肩胛提肌
5- 腋静脉流入锁骨下静脉	18- 肺尖	31- 椎孔与脊髓
6- 三角肌外侧	19- 腋动脉	32- 椎板
7- 胸大肌	20-T3 椎体	33- 背阔肌
8- 前锯肌（上）	21- 胸小肌	34- 小圆肌
9- 棘下肌	22-T3 椎体横突	35- 大圆肌
10- 锁骨内侧端	23- 第三肋骨头	36- 锁骨下静脉
11- 冈上肌	24- 胸锁乳突肌	37- 头臂静脉
12- 肩胛下窝的肩胛下肌	25- 斜方肌（内侧）	38- 锁骨下动脉
13- 第 3 肋角	26- 竖脊肌群	

8.3　T3/T4 胸椎水平

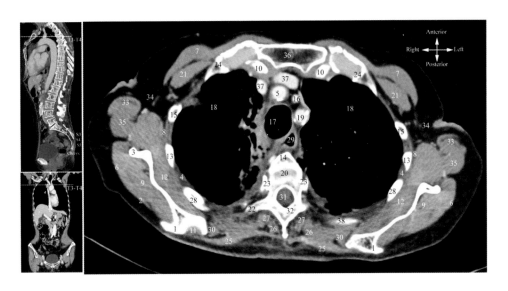

图 8.3　轴位计算机断层扫描（CT）：T3/T4 水平

1– 肩胛冈末端	14–T3 椎体下部	27– 半棘肌群
2– 后三角肌	15– 第 2 肋	28– 第 4 肋角
3– 肩胛骨外侧缘	16– 左颈总动脉	29– 食管
4– 肋间肌	17– 气管	30– 小菱形肌
5– 头臂干（动脉）	18– 肺上叶	31– 椎孔与脊髓
6– 外侧三角肌	19– 左锁骨下动脉	32– 椎板
7– 胸大肌	20–T3/T4 椎间盘	33– 背阔肌
8– 肩胸关节	21– 胸小肌	34– 腋窝
9– 冈下肌	22–T4 椎体横突	35– 大圆肌
10– 锁骨内侧端	23– 第 4 肋头与第 4 肋椎相关节	36– 胸骨柄
11– 右侧冈上肌	24– 第 1 肋骨前端	37– 头臂静脉
12– 肩胛下窝的肩胛下肌	25– 斜方肌（内侧）	38– 左侧第 5 肋角
13– 第 3 肋与第 4 肋肋横关节	26– 竖脊肌群	

8.4　T5 胸椎水平

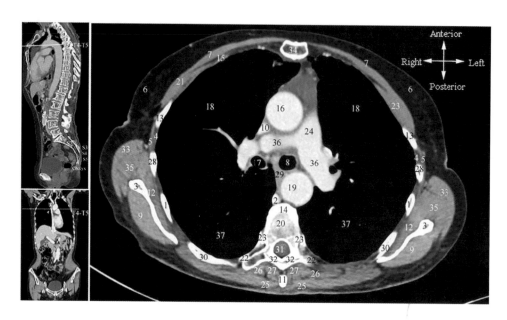

图 8.4　轴位计算机断层扫描（CT）：T4/T5 椎体水平

1– 第 5 肋	14–T5 椎体	27– 半棘肌群
2– 奇静脉	15– 右侧第 2 肋前端	28– 第 4 肋
3– 肩胛骨外侧缘	16– 升主动脉	29– 食管
4– 肋间肌	17– 右主支气管	30– 第 6 肋角
5– 前锯肌（下部）	18– 肺上叶	31– 椎孔与脊髓
6– 皮下脂肪组织	19– 降胸主动脉	32– 椎板
7– 胸大肌	20– 胸 5/ 胸 6 椎间盘	33– 背阔肌
8– 左主支气管	21– 胸小肌	34– 胸骨（在胸骨角的下方）
9– 冈下肌	22–T6 椎体横突与第 6 肋结节形成肋横关节	35– 大圆肌
10– 上腔静脉	23– 第 6 肋骨头与第 6 肋椎关节相关节	36– 左右肺动脉
11–T5 棘突	24– 肺动脉干	37– 肺下叶
12– 在肩胛下窝的肩胛下肌	25– 斜方肌（内侧）	
13– 第 3 肋骨体	26– 竖脊肌群	

8.5　T9 胸椎水平

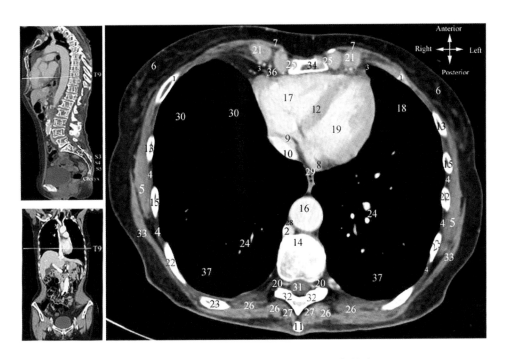

图 8.5　轴位计算机断层扫描（CT）：T9 椎体水平

1- 第 5 肋	12- 室间隔	23- 第 9 肋角
2- 奇静脉	13- 第 6 肋骨体	24- 肺静脉
3- 肋纵隔隐窝	14- 第 9 胸椎椎体	25- 胸肋关节
4- 肋间肌	15- 第 7 肋骨体	26- 竖脊肌群
5- 前锯肌（下）	16- 胸主动脉	27- 半棘肌群
6- 皮下脂肪组织	17- 右心室	28- 胸导管
7- 腹直肌	18- 左肺上叶	29- 食管
8- 左心房（后下方）	19- 左心室	30- 右肺中叶
9- 右心房（下方大部）	20- 椎间孔	31- 椎孔与脊髓
10- 下腔静脉	21- 肋软骨	
11-T8 棘突	22- 第 8 肋角	

（译者：惠新宇　王　骏　许　静　袁　野　张　源　陈　安）

第 9 章

腹盆横断面解剖

目录

9.1 引言

上腹部轴位显像高达第 7 胸椎的位置，因此可观察到双肺下叶和心室。在这个平面上，可以显示肝右叶的上部。然后沿着腹盆腔向下可追踪显像耻骨联合以下水平。

在腹盆横断面可以很好地显示重要的消化系统、泌尿系统和生殖系统，以及血管、结缔组织和潜在的腔隙。阅读本章内容后，你应该熟悉肝脏、门静脉、胰腺、脾脏、升结肠、横结肠、降结肠和乙状结肠、盲肠、空肠、回肠和直肠的解剖位置。在这一解剖断面还可以观察到腹主动脉、腹腔干、肾静脉、肠系膜上动脉和肠系膜下动脉、髂总血管、髂内血管和髂外血管，以及下腔静脉的血管结构。还应熟悉肾脏、膀胱和生殖器官，腹膜内和腹膜后的间隙，以及这些间隙内的结构。

腹部结构通常分为腹膜内和腹膜后。没有被腹膜包围的组织器官，无法从肠系膜血管获得供血。腹膜后结构包括：食管、大部分十二指肠和胰腺；下腔静脉和主动脉；肾上腺、肾脏和输尿管；升结肠、降结肠和直肠。

9.2 T11 胸椎下缘水平显示胸腹部

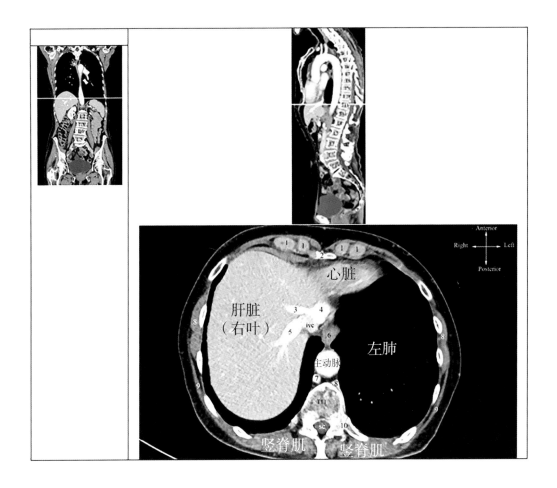

1—肋软骨	5—肝右静脉	9—背阔肌
2—胸骨	6—食管	10—肋椎关节
3—肝中静脉	7—奇静脉	ivc—下腔静脉
4—肝左静脉	8—半奇静脉	sc—脊髓

9.3　T12 上部

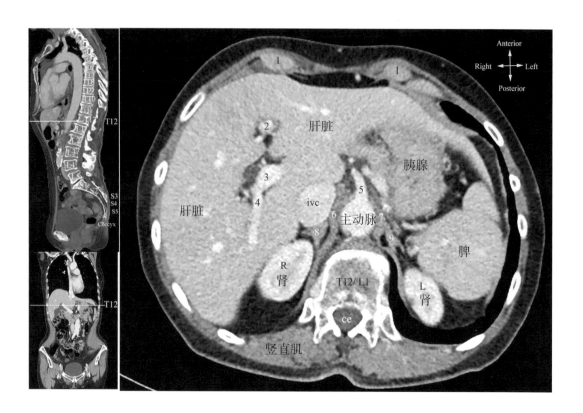

1—肋软骨	5—腹腔干	9—左侧肾上腺
2—门静脉左侧	6—右膈脚	10—脊髓
3—门静脉（主干）	7—左侧膈脚	ivc—下腔静脉
4—门静脉右侧	8—右侧肾上腺	ce—马尾

9.4　T12 下部—脾动脉胰腺

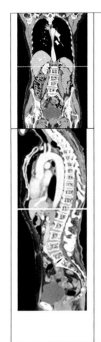
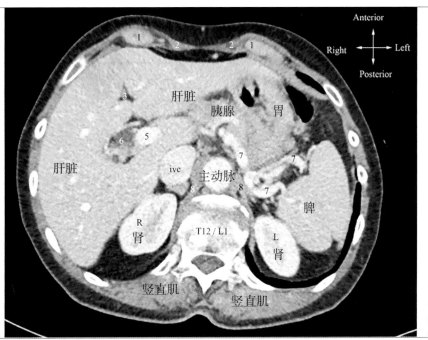

1—肋软骨	5—门静脉主干	8—横膈
2—腹直肌	6—胆囊	ivc—下腔静脉
3—镰状韧带	7—脾血管	sc—脊髓
4—胃		

9.5　后腹部冠状位

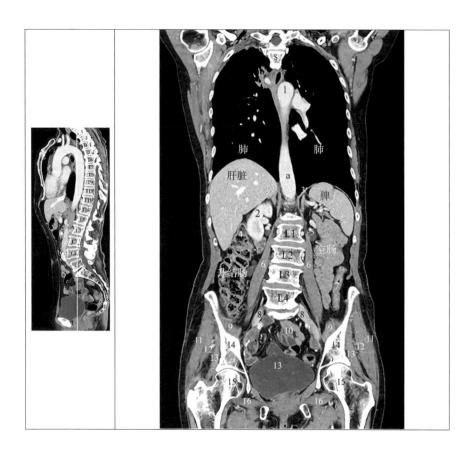

a—主动脉	5—左肾盂	11—臀大肌
s—胸骨	6—腰大肌	12—臀中肌
1—主动脉（胸部）	7—降结肠	13—盆腔 – 膀胱
2—右肾	8—髂总动脉	14—髂骨
3—横膈	9—髂肌	15—股骨头
4—肝曲	10—回肠	16—闭孔外肌

9.6　L1 椎体下缘

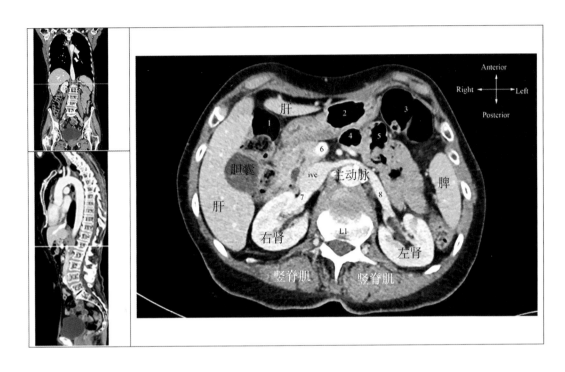

1—结肠肝曲	5—十二指肠（第四部分）	8—左肾静脉
2—胃	6—门静脉	ivc—下腔静脉
3—结肠脾曲	7—右肾静脉	
4—十二指肠（第三部分）		

9.7 L2—胰头横结肠

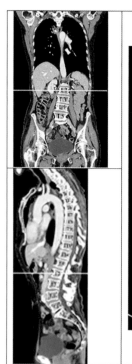
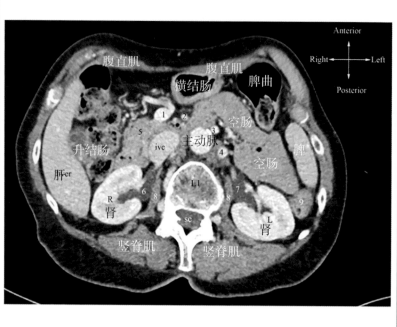

1—肠系膜上静脉（或门静脉汇合处）	5—胰头	9—降结肠
2—肠系膜上动脉	6—右肾盂	ivc—下腔静脉
3—肠系膜下静脉	7—左肾盂	sc—脊髓
4—左侧性腺静脉	8—右侧和左侧膈脚	

9.8　L3

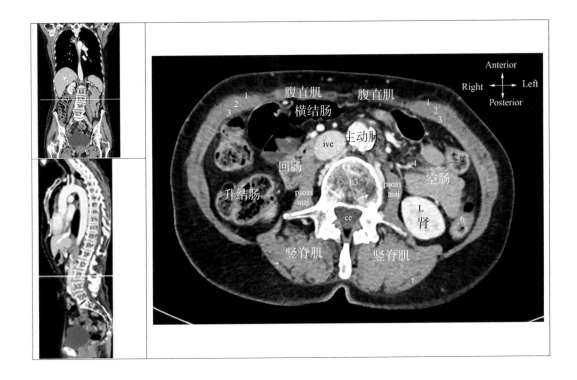

1—腹外斜肌	4—肠系膜	7—背阔肌
2—腹内斜肌	5—降结肠	ce—脊髓马尾
3—腹横肌	6—降结肠	ivc—下腔静脉

9.9　L4

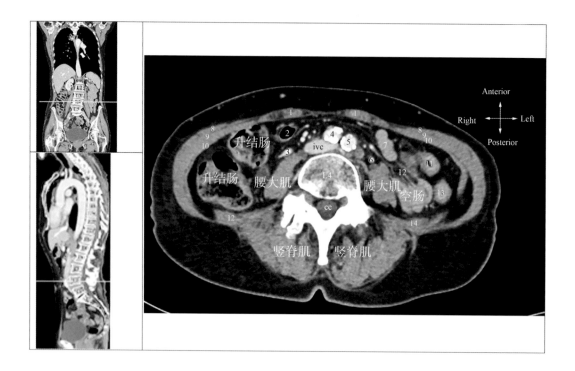

1—腹直肌	2—空肠	12—肠系膜
2—回肠	8—腹外斜肌	13—降结肠
3—右侧输尿管	9—腹内斜肌	14—腰方肌
4—右侧髂总动脉	10—腹横肌	ce—马尾
5—左侧髂总动脉	11—空肠	ivc—下腔静脉
6—左侧输尿管		

9.10 L5/S1—髂血管

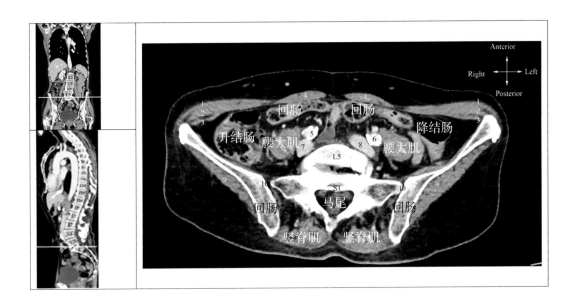

1—腹外斜肌	4—腹直肌	7—右侧髂总静脉	9—臀中肌
2—腹内斜肌	5—右侧髂总动脉	8—左侧髂总静脉	10—骶髂关节
3—腹横肌	6—左侧髂总动脉		

9.11　S3

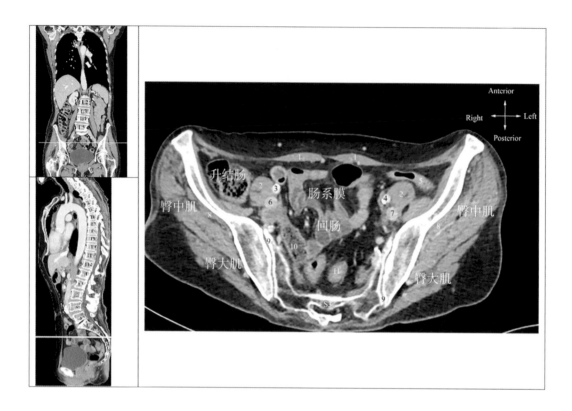

1—腹直肌	5—乙状结肠	9—骶髂关节
2—腰大肌	6—右侧髂内静脉	10—直肠－乙状结肠交界处
3—右侧髂外动脉	7—左侧髂内静脉	11—回肠
4—左侧髂外动脉	8—臀小肌	

9.12 正中矢状面—男性

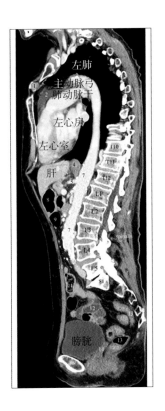

1—胸骨角	6—肠系膜上动脉	11—回肠
2—左头臂静脉（或上腔静脉第一分支）	7—主动脉（腹部）	12—乙状结肠
3—肋软骨	8—胃	13—直肠
4—食管（腹段）	9—横结肠	14—精囊
5—腹腔干	10—腹直肌	ps—耻骨联合

9.13 尾骨横断面—男性

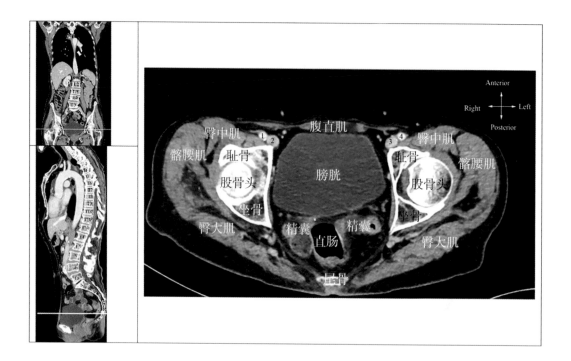

1—右侧股动脉	3—左侧股静脉
2—右侧股静脉	4—左侧股动脉

9.14 尾骨横断面 – 女性

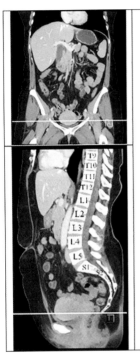 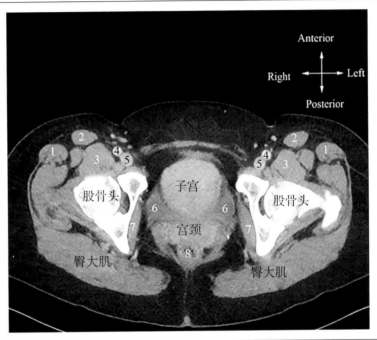

1—阔筋膜张肌	5—左侧和右侧髂外静脉
2—缝匠肌	6—部分输尿管膀胱
3—髂腰肌	7—闭孔内肌
4—左侧和右侧髂外动脉	8—直肠

（译者：刘 冬 王 骏 枕 柱 袁 野 吴虹桥 彭力娟）

第 10 章

上肢横断面解剖

目录

10.1　T1 椎体水平

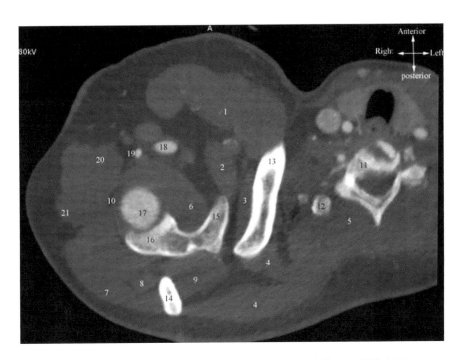

图 10.1　轴位计算机断层扫描（CT）- 右侧盂肱关节，T1 椎体水平

1– 胸大肌	8– 冈下肌	15– 肩胛骨喙突
2– 胸小肌	9– 冈上肌	16– 关节盂窝
3– 锁骨下肌	10– 三角肌肩峰下囊	17– 肱骨头
4– 斜方肌附着于锁骨外侧和肩峰	11– 第一胸椎（T1）椎体	18– 腋动脉
5– 颈半棘肌	12–T1 横突	19– 肩胛下动脉
6– 肩胛下肌	13– 锁骨	20– 三角肌（前部）
7– 三角肌（后部）	14– 肩峰突	21– 三角肌（外侧）

10.2　左臂中部水平

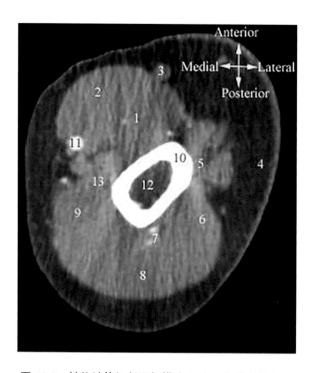

图 10.2　轴位计算机断层扫描（CT）– 左臂中部水平

1– 肱肌	8– 肱三头肌长头
2– 肱二头肌	9– 肱三头肌内侧头
3– 头静脉（浅静脉）	10– 肱骨（致密骨）
4– 皮下组织	11– 手臂的肱动脉
5– 三角肌和肌腱	12– 骨髓腔 – 肱骨中部
6– 肱三头肌外侧头	13– 喙肱肌
7– 臂深动脉（肱深动脉）	

10.3　左臂远端水平

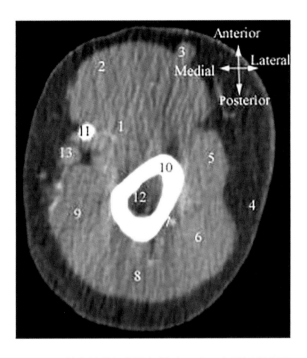

图 10.3　轴位计算机断层扫描（CT）– 左臂远端水平

1– 肱肌	8– 肱三头肌长头
2– 肱二头肌	9– 肱三头肌内侧头
3– 头静脉（浅静脉）	10– 肱骨（致密骨）
4– 皮下组织	11– 手臂的肱动脉
5– 肱桡肌	12– 骨髓腔 – 肱骨中部
6– 肱三头肌外侧头	13– 肱静脉
7– 臂深动脉（肱深动脉）	

10.4　左肘窝水平

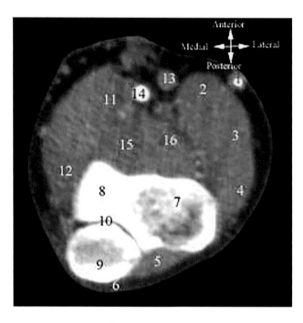

图 10.4　轴位计算机断层扫描（CT）- 左肘窝水平

1- 头静脉注射针（浅静脉）	8- 肱骨远端滑车
2- 肱桡肌	9- 尺骨鹰嘴突
3- 桡侧腕长伸肌	10- 肱骨鹰嘴窝内的尺骨鹰嘴突
4- 桡侧腕短伸肌	11- 旋前圆肌
5- 肘肌	12- 尺侧腕屈肌
6- 肱三头肌肌腱	13- 肘正中静脉
7- 肱骨远端小头	14- 肘窝肱动脉

10.5 左尺桡关节近端水平

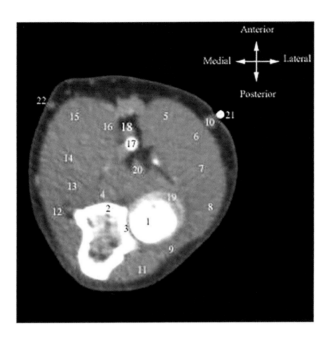

图 10.5 轴位计算机断层扫描（CT）- 左尺桡关节近端水平

1- 桡骨头	9- 肘肌	16- 旋前圆肌
2- 尺骨粗隆	10- 头静脉	17- 肘窝肱动脉
3- 尺骨桡切迹	11- 尺侧腕伸肌	18- 肱静脉
4- 肱肌	12- 尺侧腕屈肌	19- 旋后肌
5- 肱桡肌	13- 指深屈肌	20- 肱二头肌肌腱
6- 桡侧腕长伸肌	14- 指浅屈肌	21- 静脉针靠近头静脉（浅静脉）
7- 桡侧腕短伸肌	15- 桡侧腕屈肌	22- 贵要静脉（浅静脉）
8- 指伸肌		

10.6   左前臂中部水平

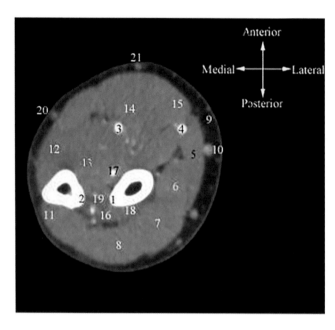

图 10.6   轴位计算机断层扫描（CT）– 左前臂中部水平

1– 桡骨骨间缘	8– 指伸肌	15– 桡侧腕屈肌
2– 尺骨骨间缘	9– 皮下组织	16– 拇长伸肌（伸肌深群）
3– 尺动脉	10– 头静脉	17– 前臂骨间总动脉
4– 桡动脉	11– 尺侧腕伸肌	18– 拇长展肌（伸肌深群）
5– 肱桡肌	12– 尺侧腕屈肌	19– 骨间膜
6– 桡侧腕长伸肌	13– 指深屈肌	20– 贵要静脉（浅静脉）
7– 桡侧腕短伸肌	14– 指浅屈肌	21– 前臂正中静脉（浅静脉）

10.7　左前臂远端 / 腕部近端水平

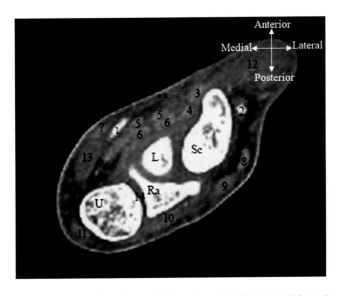

图 10.7　轴位计算机断层扫描（CT）- 左前臂远端或腕部近端

Ra- 桡骨远端	3- 桡侧腕屈肌	9- 拇长伸肌
U- 尺骨头	4- 拇长屈肌	10- 指伸肌
L- 月骨	5- 指浅屈肌	11- 尺侧腕伸肌
Sc- 舟骨	6- 指深屈肌	12- 大鱼际
**- 掌腱膜	7- 尺侧腕屈肌	13- 小鱼际
1- 尺动脉	8- 拇长展肌	14- 桡尺关节远端
2- 桡动脉		

10.8　左腕中部水平

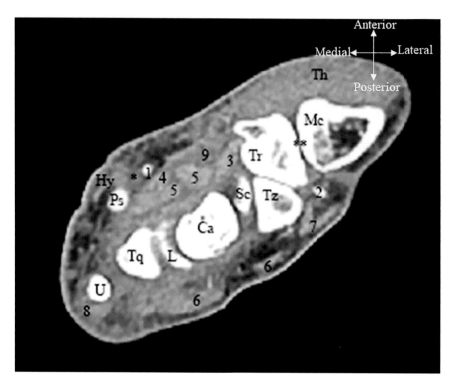

图 10.8　轴位计算机断层扫描（CT）– 左腕中部水平

Mc– 第一掌骨基底部	*– 尺神经
Tr– 大多角骨	**– 第一腕掌关节
Tz– 小多角骨	1– 尺动脉
Sc– 舟骨	2– 桡动脉
Ca– 头状骨	3– 拇长屈肌
L– 月骨	4– 指浅屈肌腱
Tq– 三角骨	5– 指深屈肌腱
U– 尺骨茎突	6– 指伸肌腱
Ps– 豆状骨	7– 拇长伸肌
Th– 大鱼际	8– 尺侧腕伸肌
Hy– 小鱼际	9– 正中神经

10.9 左腕远端水平

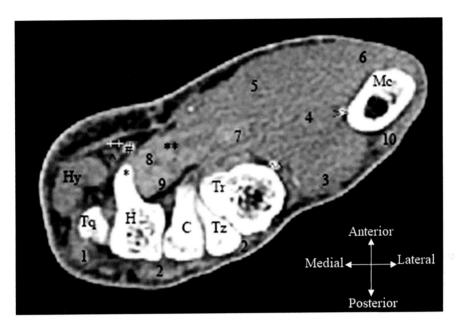

图 10.9 轴位计算机断层扫描（CT）– 左腕远端水平

Mc– 第一掌骨	++– 尺骨管	3– 第一背侧骨间肌
Tr– 大多角骨	^– 尺神经	4– 拇对掌肌
Tz– 小多角骨	#– 尺动脉	5– 拇短屈肌
C– 头状骨	**– 正中神经	6– 拇短展肌
H– 钩骨	^^– 桡动脉指支	7– 拇长屈肌腱
*– 钩骨钩	>>– 桡动脉指支	8– 指浅屈肌
Tq– 三角骨	1– 尺侧腕伸肌	9– 指深屈肌
Hy– 小鱼际	2– 指伸肌	10– 拇长伸肌

（译者：李艳影　王　骏　许　静　袁　野　鼓力娟　张　杰）

第 11 章

下肢横断面解剖

目 录

11.1　耻骨上支水平

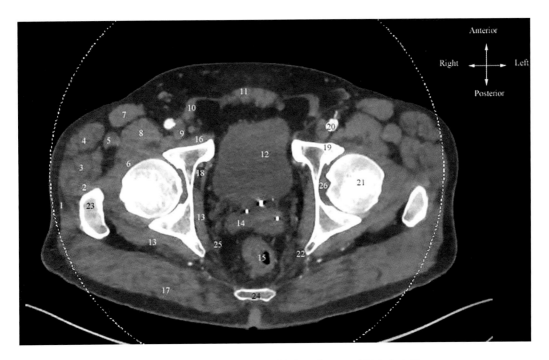

图 11.1　轴位计算机断层扫描（CT）——耻骨上支水平

1- 髂胫束	10 精索	19- 耻骨上支
2- 臀小肌	11- 腹直肌	20- 股动脉
3- 臀中肌	12- 膀胱	21- 股骨头
4- 阔筋膜张肌	13- 闭孔内肌	22 坐骨棘
5- 股直肌	14- 精囊	23- 大转子（顶端）
6- 髋关节前囊	15- 直肠	24- 尾骨
7- 缝匠肌	16- 耻骨肌	25- 肛提肌（髂尾肌部分）
8- 髂腰肌	17- 臀大肌	26- 髋臼窝
9- 股静脉	18- 闭孔	

11.2　坐骨结节水平

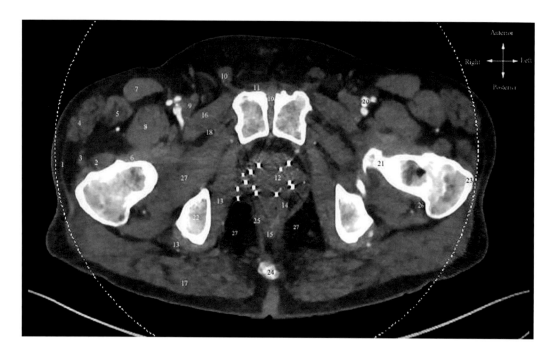

图 11.2　轴位计算机断层扫描（CT）——坐骨结节水平

1– 髂胫束	10– 精索	19– 耻骨联合（继发性软骨型关节）
2– 臀小肌	11– 腹直肌	20– 股动脉
3– 臀中肌	12– 前列腺	21– 股骨颈
4– 阔筋膜张肌	13– 闭孔内肌	22– 坐骨结节
5– 股直肌	14– 精囊	23– 股骨大转子
6– 髋关节前囊	15– 肛门直肠交界处	24– 尾骨
7– 缝匠肌	16– 耻骨肌	25– 肛提肌（髂尾肌部分）
8– 髂肌	17– 臀大肌	26– 股骨转子窝
9– 股静脉	18– 闭孔神经	27– 坐骨直肠窝

11.3　双侧股骨中段水平

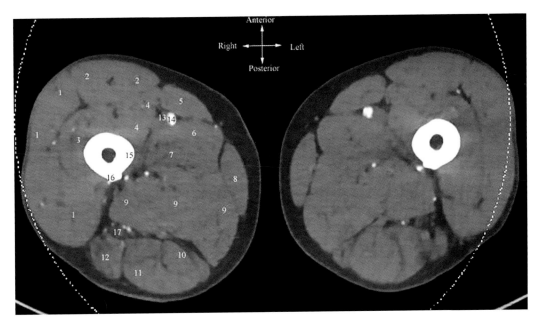

图 11.3　轴位计算机断层扫描（CT）——双侧股骨中段水平

1- 股外侧肌（位于髂胫束深处）	10- 半膜肌
2- 股直肌	11- 半腱肌
3- 股中间肌	12- 股二头肌长头
4- 股内侧肌	13- 内收肌管内的股静脉
5- 缝匠肌	14- 内收肌管内的股动脉
6- 长收肌	15- 股骨内侧缘
7- 短收肌	16- 股骨粗隆外侧
8- 股薄肌	17- 坐骨神经
9- 大收肌	

11.4　双侧股骨远段水平

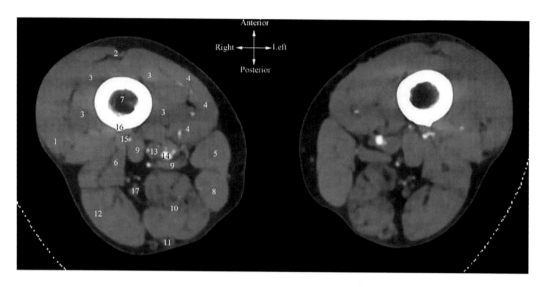

图 11.4　轴位计算机断层扫描（CT）——双侧股骨远端水平

1– 股外侧肌（位于髂胫束深处）	10– 半膜肌
2– 股直肌	11– 半腱肌
3– 股中间肌	12– 股二头肌长头
4– 股内侧肌	13– 内收肌裂孔内的股静脉
5– 缝匠肌	14– 内收肌裂孔内的股动脉
6– 股二头肌短头	15– 远端穿支动脉
7– 股骨髓腔	16– 股骨粗隆外侧
8– 股薄肌	17– 坐骨神经
9– 大收肌	

11.5　双侧髌股关节水平

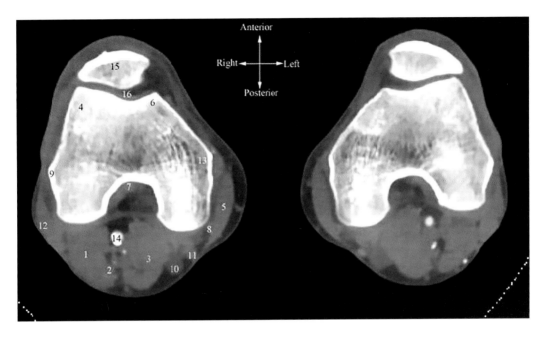

图 11.5　轴位计算机断层扫描（CT）——双侧髌股关节水平

1– 腓肠肌外侧头	9– 股骨外上髁
2– 跖肌	10– 半膜肌
3– 腓肠肌内侧头	11– 半腱肌
4– 股骨外侧髁	12– 股二头肌
5– 缝匠肌	13– 股骨内上髁
6– 股骨内侧髁	14– 腘动脉（腘窝内）
7– 股骨髁间窝	15– 髌骨
8– 股薄肌	16– 髌股关节腔

11.6　膝关节水平

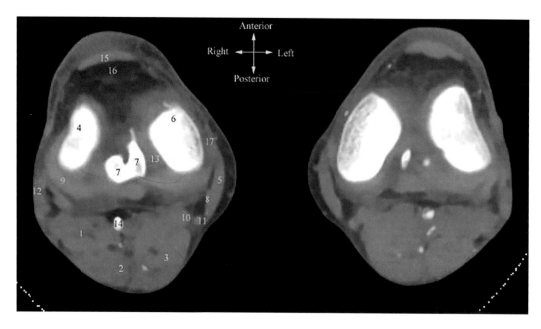

图 11.6　轴位计算机断层扫描（CT）——膝关节水平

1– 腓肠肌外侧头	7– 胫骨髁间隆起结节	13– 右膝外侧半月板
2– 跖肌	8– 股薄肌	14– 腘动脉（腘窝内）
3– 腓肠肌内侧头	9– 腘肌肌腱	15– 髌腱
4– 股骨外侧髁	10– 半膜肌	16– 髌下脂肪垫
5– 缝匠肌	11– 半腱肌	17– 右膝内侧副韧带
6– 股骨内侧髁	12– 股二头肌肌腱	

11.7 胫腓关节近端水平

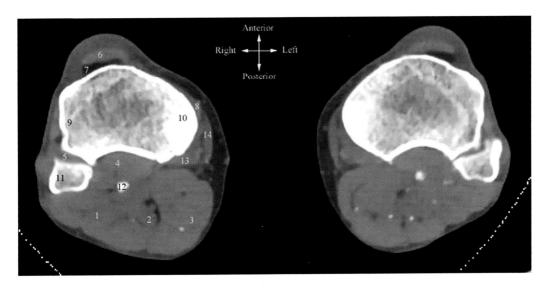

图 11.7 轴位计算机断层扫描（CT）——胫腓关节近端水平

1– 腓肠肌外侧头	8– 内侧副韧带
2– 跖肌	9– 胫骨外侧髁
3– 腓肠肌内侧头	10– 胫骨内侧髁
4– 腘肌	11– 腓骨小头
5– 胫腓关节近端	12– 腘动脉
6– 髌腱	13– 半膜肌
7– 髌下囊	14– 鹅足肌腱

11.8   小腿中部水平

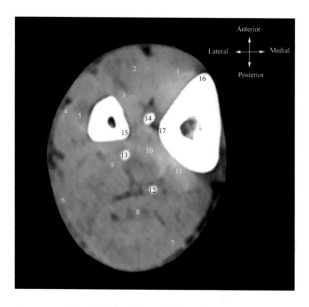

图 11.8   轴位计算机断层扫描（CT）– 小腿中部水平

1– 胫骨前肌	10– 胫骨后肌
2– 趾长伸肌	11– 趾长屈肌
3–姆长伸肌	12– 胫后动脉
4– 腓骨长肌	13– 腓动脉
5– 腓骨短肌	14– 胫前动脉
6– 腓肠肌外侧头	15– 腓骨间缘
7– 腓肠肌内侧头	16– 胫骨前缘
8– 比目鱼肌	17– 胫骨骨间缘
9–姆长屈肌	

11.9　胫腓关节远端水平

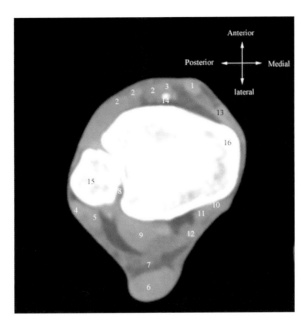

图 11.9　轴位计算机断层扫描（CT）——右侧胫腓关节远端水平

1- 胫骨前肌腱	9-踇长屈肌腱
2- 趾长伸肌腱	10- 胫骨后肌腱
3-踇长伸肌腱	11- 趾长屈肌腱
4- 腓骨长肌腱	12- 胫后动脉
5- 腓骨短肌腱	13- 大隐静脉
6- 跟腱	14- 胫前动脉
7- 腱下囊（后跟）	15- 腓骨远端（外踝近端）
8- 胫腓关节远端	16- 胫骨远端（内踝近端）

11.10   踝关节水平

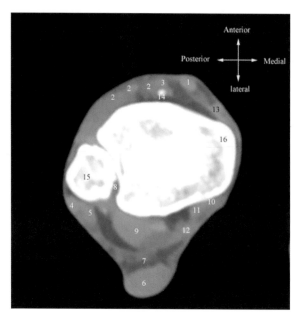

图 11.10   轴位计算机断层扫描（CT）——右踝关节水平

1– 胫骨前肌腱	11– 趾长屈肌腱
2– 趾长伸肌腱	12– 胫后动脉
3– 拇长伸肌腱	13– 大隐静脉
4– 腓骨长肌腱	14– 胫前动脉
5– 腓骨短肌腱	15– 外踝
6– 跟腱	16– 内踝
7– 腱下囊（后跟）	17– 胫骨远端面（前缘）
8– 踝关节腔	18– 胫骨远端面（后缘）
9– 拇长屈肌	19– 距骨滑车
10– 胫骨后肌腱	

11.11　跗骨（斜位观）

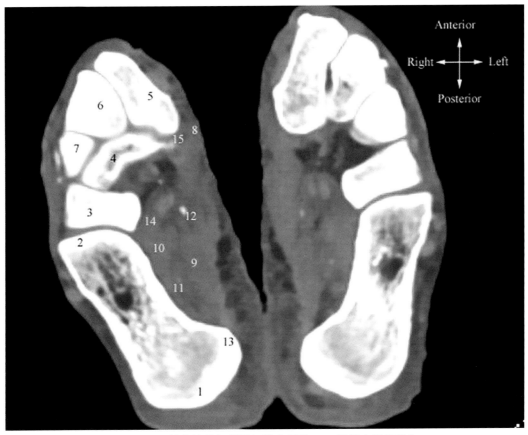

图 11.11　轴位计算机断层扫描（CT）——跗骨（斜位观）

1– 跟骨结节	9– 趾短屈肌
2– 跟骨头	10– 足底方肌
3– 骰骨	11– 足底外侧动脉
4– 舟状骨	12– 足底内侧动脉
5– 内侧楔骨	13– 跟骨结节内侧突
6– 中间楔骨	14–跗收肌
7– 外侧楔骨	15–跗短屈肌
8–跗展肌	

（译者：李晓峰　姚大鹏　王　骏　王　娇　张　源　李媛媛）

第 5 部分

成像步骤

第 12 章

头部成像

目录

12.1　引言

本章节并不打算涵盖图像采集的所有可选方案。许多科室的成像流程是根据特定因素独立开发的，这些因素包括 CT 设备的类型与性能（探测器数量、双能量功能等）、辅助设备能力，以及病例构成和科室人员配置。鉴于各机构科室的成像方案可能存在很大的差异性，作者提供了针对各解剖部位的标准成像流程示例。检查步骤以通用方式描述——使用者在应用所述技术时，应结合所用 CT 设备的具体参数，如探测器宽度、曝光参数、剂量减少技术等。书中还探讨了根据患者的临床表现对标准流程的调整，其中包括专门针对儿科患者影像学的独立章节。

CT 设备可从多家供应商处获得——不同厂商及型号所提供的探测器尺寸和数量各不相同。操作平台亦有所差异，然而基本流程是不变的。无论使用何种 CT 设备，CT 成像过程均可归为两大类：图像采集前选定的参数，以及采集后的后处理选项。现代多排探测器 CT 在后处理上有相当多的选择，但谨慎地选择采集参数仍然是影响 CT 检查质量结果的最重要因素。图 12.1 展示了采集参数与后处理结果之间的关系。

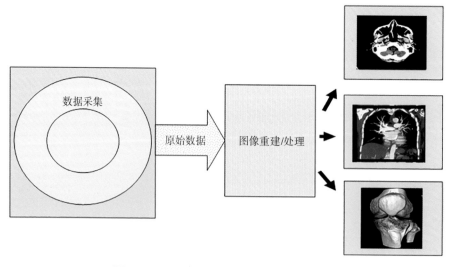

图 12.1　采集参数与后处理结果之间的关系

在进行任何 CT 扫描之前，如同所有放射学检查一样，必须核对患者身份并确认其同意接受检查。关于患者考量的深入探讨可参阅第 5 章。在此，我们需认识到 CT 扫描环境存在物理限制，可能导致部分患者无法接受扫描。必须严格遵守设备的承重限制，此外，扫描架的孔径大小也可能成为体型较大的患者接受检查的物理障碍。了解特定设备的具体物理限制，并能够识别超出设备安全运行范围的患者，这一点至关重要。

在可行的情况下，应移除拟成像人体部位内所有不透射线的物体。所有接受颈部、胸部、腹部及盆腔检查的患者均需更换检查服。对于可能需要使用静脉注射（IV）对比剂的检查，必须详细评估患者的过敏史、既往造影检查经历，以及是否存在可能损害肾功能的疾病或药物。所有拟接受静脉造影检查的患者均需严格评估其适用性，并严格遵守静脉对比剂使用指南；对判定为不适用的患者应采取替代检查方案（参见第 5 章）。

多排探测器 CT 的应用后处理带来了一系列选择，如第 2 章所述。然而，谨慎选择采集参数仍对扫描质量结果具有重大影响。恰当选择采集参数还能显著降低 CT 成像给患者带来的辐射剂量，因此 CT 技师在确保 CT 检查作为高效诊断辅助手段的同时，将患者所受辐射剂量降至最低也是很重要的。

12.2　头

头部 CT 是最常进行的 CT 检查（Zarb 等，2011）。继胸部 X 线检查之后，头部 CT 是大多数放射科部门最常申请的影像学检查。尽管 MRI 的普及意味着以对原发性恶性肿瘤进行分类为目的的 CT 扫描（例如垂体窝检查）减少了，但在急诊确诊中，CT 仍然是大多数临床神经系统问题的首选检查方法。这得益于其在确定大多数急性神经系统疾病时的可用性、速度和准确性。

头部 CT 成像最常采用非增强检查方式，通过有限的探测器后准直覆盖及薄层图像重建技术，以实现多平面重组（MPRs）。尽管历史上头部扫描一直采用轴位"步进－激发"式扫描，但在最新一代技术中，这种情况几乎已不复存在。

特定的其他平扫检查在头部解剖部位内进行。这些检查包括鼻窦扫描、面部骨骼的特定扫描，以及内听道和颞骨岩部的扫描。

对比剂经常被用来更细致地检查病变和创伤情况，尤其是在完成头部平扫之后。

12.2.1　注意事项

CT 神经成像通常需要对患者及其周围环境进行灵活而细致的考量。当患者处于急性意识模糊、不配合或具有攻击性的状态时，可能需要对扫描方案进行调整。对于这类患者，尤其是那些因抗拒或无法配合而需借助镇静手段的情况，往往需要采取务实的方法。

应始终仔细评估患者自身及工作人员的安全与潜在风险。同时，对于患者表现出明显暴力攻击行为可能对设备造成的损害也应予以考虑。如果在适当镇静或使用经患者、其近亲或主治医生同意的约束措施后，仍无法确保一定程度的安全，则应暂停扫描，直至条件允许时再进行。

对于存在移动风险的患者，应确保优化以下参数：

- 旋转时间
- 探测器覆盖范围

除了常规的头部扫描方案外，采用"快速"方案有助于在检查时无需同时调整多个参数即可实现常规设置的简易调节。如果患者在扫描过程中移动明显，在重复扫描前应与放射科医师或医学专家讨论，因为现有图像可能已包含足够信息来回答临床问题。

所有常规平扫都应首先由 CT 放射技师审阅，必要时再由放射科医生复核，以确保没有明显可见的病灶或病理表现提示需进一步（增强）成像检查。此外，放射技师有责任将任何异常发现上报给医疗专业人员（MRPBA, 2020）。首选上报对象应为负责诊断报告的放射科医生，若无法实现则转介至转诊医生。该流程的具体细节因司法管辖区及机构而异，超出本书进一步界定的范畴。

12.3 CT 头部检查方案

12.3.1 常见 / 重要病变

进行 CT 平扫头部检查的临床适应证通常包括：创伤性和非创伤性病因。重要的颅脑病变将在 16 章介绍。CT 头部扫描可能会用于对下列临床疑似（或随访）情况进行检查：

- 颅骨骨折
- 颅内出血（硬膜外、蛛网膜下、硬膜下或脑实质内 / 点状）
- 脑梗死
- 精神疾病器质性病因的检查
- 肿瘤（原发性或继发性转移）
- 脓肿
- 动静脉畸形（AVM）
- 脑积水
- 缺氧脑损伤
- 弥漫性轴突损伤

12.3.2 成像方法

12.3.2.1 患者定位

对于常规 CT 头部扫描，采用供应商指定的头部支架附件给患者进行仰卧定位。注意，当患者存在有严重脊柱创伤的风险时（例如），可以让患者平躺在扫描床上进行扫描。然而，对于大多数扫描仪来说，这是不太可取的，因为它不必要地增加了扫描图像的衰减曲线，可能导致辐射剂量增加或不必要的图像噪声。患者拟扫描的兴趣区应与机架等中心点对齐。

患者的定位应尽量减少对眼球晶状体的照射。可在患者头后放置一个透光垫，以允许颈部屈曲，使下颌下垂。在可能的情况下，应根据需要使机架倾斜，以进一步减少对患者的辐射剂量。

对于大多数患者来说，患者的定位首选移动，以使检查床移动到扫描仪之外；因此，当患者在头支架上定位时，检查床的运动方向将在足头方向。

12.3.2.2　扫描计划

在规划和重组轴位图像时，有两种方法。听眶线是历史上更受青睐的重组平面（Yeoman 等，1992）。这一基线的历史渊源可追溯至采用轴位扫描及平移（或称"步进式"）扫描模式的时代，其目的在于降低眼球晶状体的辐射剂量，并减少由颅底引起的射线硬化效应。随着技术进步，如发生器容量增大及螺旋扫描模式的应用，如今更多机构倾向于采用鞍结节 - 枕外粗隆线［为 TS-IOP 线，与前联合 - 后联合（AC-PC 线）平行］作为成像基线。该基线与 MRI 所用标准相似，便于不同影像模态间的放射学对比（Kim 等，2009）。不过，两种方法目前仍并存使用，主要取决于各机构的偏好。

扫描仪在头部扫描所需的曝光设置上会有很大的不同，因为这取决于多种因素，如发生器容量、探测器排数以及是否采用了管电流调制曝光控制设置。大多数厂商通常会默认设置为 120kV，以在确保图像中有足够细节的同时，减轻后颅窝区域出现的线束硬化现象。管电流和曝光时间很大程度上依赖于螺距参数。

窗位/窗中心应设置在约 35～45HU，以实现脑实质的最佳可视化。窗宽通常设置得非常窄，为 70～100HU，以便区分灰质与白质，并最大限度地提高低对比度，从而显示占位性病变等。

在需要评估骨性解剖结构的情况下，通常会进行第二次图像重建。这一过程应采用锐利的重建算法完成，通常将窗位/窗中心设置在 200～400HU 之间，以聚焦于骨性结构，同时采用 2000～4000HU 的宽窗。这对于任何创伤后接受影像检查的患者尤为重要。

容积再现图像通常不作为常规检查进行；然而，对于复杂骨折或颅缝早闭的患者，它们确实提供了有用的信息显示。

12.3.2.3　扫描方案注意事项

根据患者的临床指征及初始平扫图像的结果，可能需要进行静脉注射对比剂后的扫描。关于何时使用静脉对比剂的具体情况，通常遵循科室的规程与政策；然而，在已知患者患有原发性恶性肿瘤且有理由怀疑可能已转移至脑部，或需进一步检查原发性恶性肿瘤时，常规会给予对比剂——尽管在规模较大的诊所中，更多情况下可能会考虑采用 MRI 检查。有关使用静脉对比剂的患者准备的更多信息，请参阅第 4 章。

其他可能需要频繁使用对比剂的情况包括如下：

- 新发占位性病变——恶性肿瘤与脓肿或其他疾病的诊断与鉴别诊断
- 高度怀疑动静脉畸形
- 静脉窦血栓形成

在高度疑似急性缺血病变的情况下，也应考虑使用对比剂，但应作为血管造影和/或灌注成像方案进行。

12.3.2.4　增强扫描时相及时机

常规头部扫描的静脉对比剂时相和时机通常采用低速注射，可手动操作。应使用 50mL 非离子型、低渗或等渗含碘对比剂。尽管并不是关键因素，但最佳时机可延迟至对比剂注射后 5 分钟，以便目标病灶通过血脑屏障摄取对比剂（Hou 等，2014）（表 12.1）。

表 12.1　CT 头部检查方案

患者体位	头先进，仰卧
定位像	足头方向，中心对准下颌
	侧位像
扫描部位	预先监控：无
	采集：包括枕骨大孔至颅顶
对比增强	通常仅在已知或高度疑似肿瘤的情况下
	50mL 低渗或等渗非离子静脉对比剂［手动注射或慢流速 – 建议延迟 5 分钟（最佳增强）］
屏气	N/A
重建	轴位 MPRs
	冠状位 MPRs
	矢状位 MPRs
	VRT 对颅缝或颅骨骨折的病例有用

12.4　CT 鼻窦检查方案

12.4.1　常见 / 重要病变

鼻窦扫描的临床适应证很多，但通常用于检查鼻窦内的梗阻性感染，这些感染可能是由细菌、病毒或真菌引起的。息肉检查也很常用。拔牙困难可能导致感染，特别是上颌窦感染。

12.4.2　成像方法

12.4.2.1　患者定位
与头部扫描类似，患者应仰卧于头部支架中。患者头部置于中立位，硬腭与地板垂直（平行于扫描平面）。

12.4.2.2　扫描计划
鼻窦扫描的计划应确保覆盖整个范围，包括整个颌面部的所有鼻窦，从下方从上颌窦到上方的额窦。显示视野（FOV）应包括上颌窦的侧位范围，并确保后方的蝶窦完全包含在视野范围内。对于一些患者，额窦可以明显向上延伸。应仔细检查定位像，以确保采集包括这些鼻窦的最上部。

12.4.2.3　扫描方案注意事项
通常在所有 3 个正交平面上进行重建，采用薄层及间隔，注意确保轴位和冠状位解剖的横向对称。

耳鼻喉科（ENT）外科医生可能会要求在手术前进行影像学检查，以便与隐形手术导航方案配合使用。在这种情况下，应该使用连续的 1mm 层厚重建第二个显示 FOV，并采用包括耳、鼻尖，以及皮肤边缘到顶点的大视野。

常规鼻窦扫描很少需要静脉对比剂。当需要使用对比增强检查来明确感染部位时，应考虑面部和眼眶扫查方案是否更有价值（例如，在眼周蜂窝织炎的情况下），因为在这种临床情况下，需要清晰显示软组织的状况（表 12.2）。

表 12.2 CT 鼻窦检查方案

患者位置	头先进，仰卧
定位像	侧位
	足头方向，中心对准下颌
扫描部位	预先监控：无
	采集：包括上颌窦下方的牙齿至额窦
对比增强	通常不需要，适应证包括感染（如：脓肿）
	50mL 低渗或等渗非离子对比剂（手动注射或慢流速 – 建议最佳增强延迟 5 分钟）
屏气	平静呼吸
重建	轴位 MPRs
	冠状位 MPRs
	矢状位 MPRs
	进一步行轴位 MPR 1.1mm 软组织重建，以便与隐形手术导航方案配合使用

12.5 CT 眼 / 面部检查方案

12.5.1 常见 / 重要病变

面部骨骼和鼻窦扫描通常考虑用于以下适应证：
- 恶性肿瘤
- 感染
- 创伤

第一种适应证通常需要静脉注射对比剂，而后两者则不需要。

12.5.2 成像方法

12.5.2.1 患者定位

患者应仰卧，头先进，双臂置于身边。应小心去除所有可能产生显著伪影的致密物质（包括耳环、鼻环、项链、助听器等）。

12.5.2.2　扫描计划

应进行定位像/扫描图像检查，范围需包括自胸骨切迹至颅顶。在某些科室，会同时拍摄侧位和前后位定位像，以便规划这些采集过程。

螺旋扫描应根据所需检查的类型来确定。也就是说，对于面部骨骼的创伤，通常需扫描从下颌骨直至额窦的整个区域。若为感染性病因的面部扫描，则一般从上颌窦下方扫至额窦上方。视野范围应相似，包括鼻窦、颞下颌关节以及上呼吸道。较少见的情况下，仅需扫描眼眶区域。此类扫描仅需有限范围，涵盖骨性眼眶本身即可。

12.5.2.3　扫描方案注意事项

对于有感染或肿瘤患者需要静脉注射对比剂。在这种情况下，需要慢流速和小剂量团注，以清晰显示血管结构和周围组织。

在不需要软组织对比的情况下，例如在面骨创伤的情况下，可以使用较低的管电流来减少剂量。这是由于充满气体的窦腔与骨结构之间存在衰减差异（表 12.3）。

表 12.3　CT 面部检查方案

患者定位	头先进，仰卧
定位像	足头方向，中心位于胸骨切迹
	前后位（AP）和侧位
扫描部位	预先监控：无
	采集：包括乳突气房下到额窦
对比增强	适应证为恶性或感染性疾病
	50mL 低渗或等渗非离子静脉对比剂（手推注射或慢流速）
屏气	平静呼吸
重建	轴位 MPRs（薄层）
	冠状位 MPRs（薄层）

12.6　CT 颞骨岩部（内听道）方案

CT 检查颞岩部和内听道（IAMs）是大多数医疗机构常规进行的检查方案，对耳鼻喉外科医生尤其重要。虽然它不能提供与 MRI 同等水平的软组织细节，但它在精确显示该部位复杂的骨骼解剖细节方面具有价值。

12.6.1　常见/重要病变

颞骨岩部 CT 检查的常见临床指征大致可分为感染性（如慢性中耳炎、胆固醇肉芽肿或胆脂瘤）、肿瘤性（包括基底细胞癌和鳞状细胞癌、神经鞘瘤、听神经瘤或脑膜瘤）或创伤性（如骨质缺损或颅底骨折并发症）。

对于疑诊为恶性肿瘤的患者，应重点考虑确保使用正确的成像方式。许多肿瘤性病变在 CT 平扫中表现为与周围组织等密度。因此，MRI 通常是这类肿瘤患者的首选方式，同时可能会要求 CT 与 MRI 相结合，以便更详细地观察骨骼解剖。在无法进行 MRI 检查的情况下，静脉对比增强后的图像对肿瘤的显示有重要作用。

12.6.2　成像方法

12.6.2.1　患者定位

患者应仰卧位，并使用特定的头支架，以便检查颞骨岩部和内听道。患者应保持头部中立位，硬腭近似垂直于地板（平行于扫描平面）。

12.6.2.2　扫描计划

扫描定位像应包括从下颏到头顶。

螺旋扫描应包括从乳突气房下方到颞骨岩嵴上方。

12.6.2.3　扫描方案注意事项

对于内耳的感染和炎症状况或恶性肿瘤评估，可能需要静脉对比增强扫描。然而，由于 MRI 的普及，对比增强已不再常规使用。在无法进行 MRI 检查或患者有 MRI 禁忌证的情况下，仍应考虑使用对比剂。

如果疑诊患者存在半规管破裂，则应考虑在斯氏位（Stenver）和 Porschl 平面上进行额外的斜位重组图像（Barton F.Branstetter 等，2006）（表 12.4）。

表 12.4　CT 颞骨岩部检查方案

患者定位	头先进，仰卧
定位像	足头向，中心对准下颏
	侧位
扫描部位	预先监控：无
	采集：包括乳突气房下方至颞骨岩嵴上方
对比增强	一般不需要，对于疑诊恶性肿瘤者需要
	50mL 低渗或等渗非离子型静脉对比剂（手推注射或慢流速）
屏气	平静呼吸
重建	轴位 MPRs（薄层）
	冠状位 MPRs（薄层）
	注意：在疑似上半规管破裂的情况下，可考虑在 Porschl/ 斯氏位（Stenver）平面上进行额外的重组图像

12.7　CT 头部血管造影（Willis 环）方案

12.7.1　常见 / 重要病变

CT 头部血管造影的常见临床适应证包括：
- 脑动脉瘤
- 动静脉畸形（AVM）或结缔组织疾病

12.7.2　成像方法

12.7.2.1　患者定位

与其他头部扫描一样，患者应仰卧位，头部适当倾斜。

12.7.2.2　扫描计划

扫描应从 C1/C2 至颅顶。必须确保从椎动脉汇合处开始包含基底动脉。

现代 CT 扫描的范围和显示野应包括整个头部。这样可以很好地显示亚节段分支。

脑动脉 CTA 常采用团注追踪技术。在螺旋采集的最下方层面设置预监控层面，以测定通过颈内动脉的血流情况。然而，在没有对比剂的情况下，识别这些血管 ROI 可能具有挑战性。因此，通常对该部位进行可视化监控，对于放射技师来说，当该部位可见到足够的对比剂时手动触发采集。另一种选择是在主动脉弓处设置预监控层面，但这需要扫描仪移动检查床，以开始达到阈值到采集数据，可能会增加数秒的延迟。静脉对比剂注射见第 4 章。

12.7.2.3　扫描方案注意事项

脑血管造影通常在头部平扫的同时或之后进行。在发现蛛网膜下腔出血后，通常要求进行头部血管造影以评估病因（表 12.5）。

表 12.5　头部 CTA 检查方案

患者定位	头先进，仰卧
定位像	侧位
	足头方向，中心对准下颏
扫描部位	预先监控：将 ROI 置于 C1/C2 椎体层面的颈内动脉（ICA）
	采集：包括 C1/C2 椎体至颅顶
对比增强	高压注射器注射 50mL 低渗或等渗非离子型对比剂，随后注射 40mL 生理盐水
	流量：5mL/ 秒
屏气	平静呼吸

续表

重建	轴位块 MIPs（10mm，3mm）
	冠状位块 MIPs（10mm，3mm）
	VRT 采用去骨或应用透明骨算法

（译者：廖旭玥　王　骏　王晶艳　王　娇　邹亲玉　王冬翠）

参考文献

Barton, F. Branstetter, I., Harrigal, C., Escott, E. J. & Hirsch, B. E. 2006. Superior semicircular canal dehiscence: Oblique reformatted CT images for diagnosis. Radiology, 238, 938–942.

Hou, D., Qu, H., Zhang, X., Li, N., LIU, C. & Ma, X. 2014. Multi-slice computed tomography 5-minute delayed scan is superior to immediate scan after contrast media application in characterization of intracranial tuberculosis. Medical Science Monitor: International Medical Journal of Experimental and Clinical Research, 20, 1556–1562.

Kim, Y. I., Ahn, K. J., Chung, Y. A. & Kim, B. S. 2009. A new reference line for the brain CT: The tuberculum sellae-occipital protuberance line is parallel to the anterior/posterior commissure line. AJNR American Journal of Neuroradiology, 30, 1704–1708.

Medical Radiation Practice Board of Australia (MRPBA). 2020. Professional capabilities for medical radiation practice. Available from: https://www.medicalradiationpracticeboard. gov.au/registration/professional-capabilities.aspx.

Yeoman, L. J., Howarth, L., Britten, A., Cotterill, A. & Adam, E. J. 1992. Gantry angulation in brain CT: Dosage implications, effect on posterior fossa artifacts, and current international practice. Radiology, 184, 113–116.

Zarb, F., Rainford, L. & Mcentee, M. 2011. Frequency of CT examinations in malta. Journal of Medical Imaging and Radiation Sciences, 42, 4–9.

第 13 章

颈部成像

目录

13.1　引言

　　颈部解剖结构比较复杂，因此，在使用 CT 对颈部进行成像时，需要考虑一系列重要因素。

13.1.1　注意事项

　　颈部 CT 检查需明确是对颈部软组织和 / 或颈部气管的检查，还是对颈椎的检查。虽然这两类 CT 扫描所覆盖的范围相似，但采集参数和重建方法却不相同，因此不能混淆。

13.2　颈椎 CT 扫描方案

13.2.1　常见 / 重要病变

- 创伤
- 肌肉骨骼问题（例如椎间盘突出，严重骨关节炎）

后一种适应证通常只在无法进行 MRI 检查，或者神经科和骨科专家要求手术 / 介入诊疗之前的情况下才会考虑。这些内容将在相关章节中进行讨论。

13.3　颈部软组织 CT 扫描方案

13.3.1　常见 / 重要病变

颈部 CT 扫描的常见适应证包括：
- 颈部解剖检查
- 感染
- 恶性肿瘤

13.3.2　成像方法

13.3.2.1　患者定位

患者需仰卧位，头先进，头部处于中立 / 舒适的位置以允许自由呼吸，并注意确保患者头部与扫描床中线对齐，不向左右倾斜。患者的手臂应置于身体两侧，以防止肩膀紧张和增加线束衰减。患者可以通过握紧双手以支撑手臂，以减少患者通过机架时导致的肩部运动。

13.3.2.2　扫描计划

颈部扫描通常是静脉注射对比剂后，扫描范围包括从外耳道到主动脉弓下方。

13.3.2.3　扫描方案注意事项

采用软组织算法和窗口技术，采用多平面重组（MPRs）在三个垂直方向上重建。需注意确保颈部周围结构也被重建，以便清晰地显示解剖结构，并更容易地发现任何占位性病变。

颈部 CT 扫描采集时常需要静脉对比增强检查，但如果怀疑存在唾液腺结石时，则应采取平扫。此外，当气道存在异物时，也考虑采用平扫。

增强扫描时间点设定在静脉注射对比剂 40 ～ 50 秒左右，在动脉和静脉都强化的时候采集。有些机构采用双筒团注法，即先静脉注射少量对比剂，暂停，然后以更高的流率进行第二次团注，以使得动脉和静脉结构更加清晰。

对于甲状旁腺腺瘤和甲状旁腺增生病例，术前耳鼻喉科医生可能会要求对颈部进行多时相检查，包括平扫、动脉期、静脉期和 2 分钟的延迟时期（Malinzak 等，2017）。这些扫描范围应缩小到仅包括甲状腺及其周围解剖结构（即每个扫描时相包含从颞下颌关节到胸骨切迹）。

现代扫描方法允许扫描时采用各种附加技术，包括对喉和咽发声及呼吸功能（适时）的评估，尽管一些单位会定期对颈部或声带进行"4DCT"扫描，但这些扫描仍主要用于初始检查，尚未作为常规方案纳入本文。注意，尽管通常要求进行"4DCT"颈部扫描，但颈部多时相扫描不应与这种类型的功能评估混淆（表 13.1）。

表 13.1   颈部 CT 增强扫描方案

患者定位	头先进，仰卧位
定位像	前后位和侧位 足头方向，中心对于胸骨中部
扫描部位	预先监控：将 ROI 置于主动脉弓正下方的降主动脉中
	采集：包括从主动脉弓到颞骨岩嵴以上
对比增强	高压注射 60mL 低渗或等渗非离子型对比剂 流率：2.5mL/s
屏气	暂停吸气，且要求不要吞咽
重建	轴位 MPRs 冠状位 MPRs 矢状位 MPRs

13.4   头颈部 CT 血管造影方案

13.4.1   常见 / 重要病变

头颈部 CT 血管造影通常用于评估：
- 狭窄
- 夹层
- 动脉瘤
- 解剖结构的分辨（例如手术前）

13.4.2   成像方法

13.4.2.1   患者定位

患者需仰卧位，头先进，头部处于中立位 / 舒适的位置以允许自由呼吸。患者的手臂应置于身体两侧，以防止肩膀紧张并增加线束衰减。患者如因卒中情况而需检查时，可考虑使用检查床上的固定带对患者进行约束，以保持患者在检查床移动过程的舒适与安全。

13.4.2.2   扫描计划

扫描范围包括主动脉弓下方到颅顶。如果只对颈动脉血管感兴趣，可只扫描至颞骨岩嵴处；然而目前很少出现这种情况。

13.4.2.3　扫描方案注意事项

采用冠状位最大密度投影（MIPs）重建图像，以显示双侧颈动脉和椎动脉。

曲面多平面重建（MPRs）可更高效地显示颈部双侧颈动脉和椎动脉的情况。容积再现图像（VRs）也可以观察动脉狭窄的位置和情况。

头颈部 CT 血管造影术可以单独进行，也可以与脑灌注扫描相结合（表 13.2）。

表 13.2　头颈部 CT 血管造影方案

患者定位	头先进，仰卧位
定位像	前后位和侧位 足头方向，中心对准胸骨中部
扫描范围	预先监控：将 ROI 置于主动脉弓正下方的降主动脉中 采集：包括从主动脉弓到颅顶
对比增强	高压注射 60 ～ 80mL 低渗或等渗非离子型对比剂，随后注射 40mL 生理盐水 流率：4 ～ 6 mL/s
屏气	暂停呼吸，并要求不要吞咽
重建	轴位 MIPs 冠状位 MIPs 矢状位 MIPs 头颈部血管的 VRT 采用去骨或骨骼呈半透明状态； 曲面多平面重组显示从主动脉弓 / 锁骨下动脉开始的双侧颈动脉和椎动脉

（译者：刘　冬　王　骏　王晶艳　王　娇　邹亲玉　李　亭）

参考文献

Malinzak, M. D., Sosa, J. A. & Hoang, J. 2017. 4D-CT for detection of parathyroid adenomas and hyperplasia: State of the art imaging. Current Radiology Reports, 5, 8.

第 14 章

儿科患者成像

目录

14.1　引言

　　在对儿科患者进行计算机断层扫描（CT）检查时，放射技师将面临着独特的挑战，重要的是要记住他们不仅仅是小大人。对于大多数人来说，他们认为体型是成年人与儿童之间的主要差异，但往往忽略了解剖、生理以及心理上的差异。一次成功的儿科CT检查，不仅需要注意剂量优化，还需关注患儿的准备、环境以及正当理由。所有这些因素都是儿科CT检查成功的关键。

　　不同年龄的患儿需要不同的成像方法。但首先我们该如何定义儿科患者？

14.2　什么是儿科患者?

　　《麦考瑞词典》将儿科学定义为"研究和治疗儿童疾病的学科"（《麦考瑞词典》，2021版，课程条目）。

　　然而，在医疗保健领域，关于"儿童"的定义仍不明确。对于在获得儿科医疗服务与知情同意的年龄方面存在许多差异。在本书中，儿童指的是未满17岁的人。

14.3　医学影像科的儿科患者

　　在进行医学影像检查时，儿童往往不明白发生了什么或为什么会发生，特别是为什么会发生在他们身上，这必然会给儿童带来恐惧和害怕的感觉。这些情绪通常会让儿童不知所措，并可能产生从安静顺从到完全崩溃的各种反应。此外，儿童的注意力集中时间较短，而CT扫描等检查需要的时间稍长，解释起来也更为复杂，这可能会给儿童带来更大的挑战。

在与所有儿童打交道时，沟通是一个至关重要的概念，有一些基本原则适用于不同年龄段的儿童。

沟通时最重要的一点是让孩子参与进来。在与家人交谈和解释检查过程时，请与孩子交谈，并让他们参与你的所有解释。如果你能让孩子参与其中，并让他们感到快乐，那么你就已经成功地完成了 CT 检查。孩子开心，父母也就开心。解释要全面且简单。在进行 CT 扫描的过程中，继续与他们讨论检查的每一个步骤。

注意语言的选择，孩子们从字面上理解事情。像"你现在想躺在床上吗？"这样简单的一句话可能会导致不遵守规定。任何犹豫不决或害怕的孩子都会说"不，我不想躺在床上"。相反，你可以使用"现在应该躺在床上"这样的话。通过改变你的措辞，实际上你并没有给他们是否选择躺在床上的余地。

然而，在孩子接受 CT 扫描时，给予孩子选择权是非常重要的。这会使整个流程从被动接受转变为主动参与。这些选择可能非常有限，比如他们在扫描结束时得到什么奖励，或者他们在 CT 扫描时拿着什么玩具。在 CT 扫描时总是使用积极的语言。

当需要静脉注射对比剂时，千万不要提到注射这个词。儿童和青少年往往会将这个词与针和疼痛联系在一起。根据不同的年龄段，你可以用"我现在就开始用神奇的药"来代替"注射"这个词，或者"我现在要开始涂颜色了。"一定要提醒孩子，他们可能会觉得热，但这是正常的。操作过程中，要不断安抚孩子。

为了一次成功的 CT 检查，不同年龄的儿童需要不同的方法。充分了解儿童的发育阶段将有助于为患儿的 CT 扫描做准备。然而，所有儿童都需要进行个体化评估，才能获得最佳结果。

儿童可分为以下不同的发展阶段或年龄组：

- 新生儿 – 婴儿（0 ～ 6 个月）
- 学步儿童 – 学龄前儿童（6 个月 ～ 4 岁）
- 小儿童与大儿童（5 ～ 12 岁）
- 青少年（13 ～ 16 岁）

14.4　新生儿 – 婴儿（0 ～ 6 个月）

"婴儿"一词源于拉丁语"infans"，意思是"不会说话"（Encylopedia.com 2021, Mijolla–Mellor）。这是唯一一个无法用语言与你进行交流的年龄段，所有的语言交流都必须是通过父母或监护人进行。然而，你的非语言交流和准备至关重要，因为婴儿通常能够感知他们周围的世界。

14.4.1　哺乳与包裹技术

对于这个年龄段的新生儿，CT 扫描最好使用哺乳和包裹技术（除非需要屏气）。哺乳和包裹的目的是在哺乳时安抚婴儿，然后将他们放在新生儿摇篮中进行 CT 扫描（图 14.1）。

如果影像科设置候诊区域，最好在哺乳前 30 分钟将婴儿带到医学影像科。将父母 / 看护人安排在一个安静的暗室中喂养婴儿使其入睡。然后将婴儿包裹好，放在新生儿摇篮里，放在安静、黑暗的 CT 房间里（图 14.2）。给婴儿包裹时最好使用温暖的婴儿毛毯。

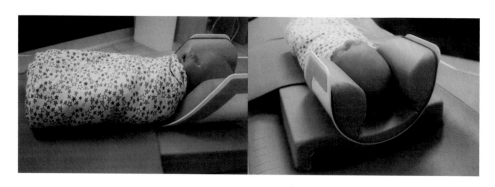

图 14.1　CT 扫描前准备

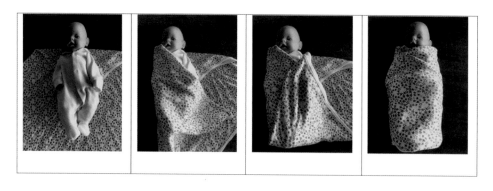

图 14.2　哺乳和包裹技术

当对新生儿或婴儿扫描时，你需要意识到任何突然的噪音，如搭扣声或移动，都可能惊动他们。进入扫描机房之前，请取下你随身携带的任何配饰或钥匙，因为它们可能是噪声源。

当患者长到 6 个月大时，鲜艳的颜色、质地和声音可以有效地分散他们的注意力；唱歌和熟悉的音乐玩具也可以安抚他们。新生儿和婴儿对触摸反应良好，所以扫描过程中轻抚他们有助于他们保持合作。

如果患儿习惯于吮吸橡皮奶嘴，让他吸奶嘴可能会帮助孩子安静下来。然而，在头部 CT 扫描时，需要谨慎使用橡皮奶嘴，因为吸吮动作可能导致运动伪影，从而掩盖可能存在的颅底病变。

在需要屏气的检查中，可对该年龄段的患儿采用全身麻醉。

14.5　幼儿－学龄前儿童（6 个月～4 周岁）

幼儿和学龄前儿童的语言和认知能力有限，无法理解抽象的原理。通过视听辅助工具和图画书解释 CT 扫描对这个年龄段的孩子来说非常有用。有很多在线视频和应用程序可以帮助家长为孩子进行 CT 扫描做好准备。俗话说"熟能生巧"，在家里练习躺着不动和屏住呼吸，在扫描时就会轻松很多。

幼儿和学龄前儿童容易出现分离焦虑，几乎总是需要父母留在房间里陪他们。他们的自我意识也很强，通常被称为"我，我，我"以及"为什么，为什么，为什么"的年龄。

他们开始表现出独立的迹象，不总是按要求去做，经常说"不，不，不"以示强调（Miller 等，2021）。学龄前儿童和大一点的孩子会从因果的角度思考问题，经常认为他们是因为淘气而受到惩罚。例如，"我一定是因为表现不好才会来打针"。

对这个年龄段的孩子来说，准备工作是关键。要确保没有意外。告诉孩子你要做的一切。使用积极的语言，尽量避免给孩子灌输恐惧感。解释要简明扼要。花点时间和孩子一起玩耍。游戏可以让人感到放松和熟悉，还可以缓解焦虑和压力。他们通过游戏了解周围的环境，进而愿意积极参与。他们喜欢知道事物的外观、感觉、气味和声音是什么样的。带他们绕着扫描仪走一圈，向他们展示从后面看起来像什么。孩子们有着极其丰富的想象力，除非他们看到了后面是什么，否则它可能就像藏在衣柜里的怪物一样。一些孩子认为 CT 扫描仪是一种可以上下移动、光线和声音都很酷的宇宙飞船。有些孩子更喜欢它被称为"巨型甜甜圈"或"大饼干"。

告诉他们这听起来像家里的妈妈或爸爸的洗衣机的声音，并向他们保证扫描仪不会碰他们。他们可能想先看看妈妈、爸爸或他们最喜欢的玩具在"甜甜圈"里转一圈。

奖励措施对这一年龄段的孩子很有效。选择要简单。确保他们明白他们不能选择是否接受检查，但他们可以选择他们得到的贴纸。但是，注意这一年龄段的孩子可能会采取拖延战术。

如果急需进行扫描且患儿又不合作，可对这一年龄段的患儿使用镇静剂。如果需要屏气，这个年龄段的患儿可能需要全身麻醉。由于患儿的行为是不可预知的，因此可以用安全带/防护带来限制其活动。

14.6　学龄儿童和青少年前期（5～12 岁）

这个年龄段的儿童成熟程度可能有很大差异。学龄儿童也容易受到分离焦虑的困扰，年龄较小的儿童也会处于"我、我、我"的自我为中心的阶段。解释你要做的每件事是很重要的。与孩子交谈，让他们参与讨论。努力赢得他们的信任，因为这通常会带来他们的合作。

幼儿也可以从游戏疗法中受益，比如引导学步儿童和学龄前儿童积极参与一样。这个年龄段的孩子往往会对电视、电影、书籍、视频游戏和谈话做出反应。谈论老师、朋友、最喜欢的足球队和电视节目。谈论他们熟悉的事情既可以安抚他们，也可以分散他们对正在发生的事情的注意力。

谨防这一年龄段的孩子使用的拖延战术。

他们通常在不使用镇静剂的情况下也能很好地应对，因为他们喜欢掌控一切。

14.7　青少年（13～16 岁）

青少年的发育情况差异很大。对于有些青少年，你可以像对待成年人一样对待他们，而对于另一些则需要调整你的方法。在与这个年龄段的青少年沟通时，快速适应是很重要的。

对于青少年来说，自我形象往往非常重要。他们可能对自己的身份和外表非常敏感。在更衣室和病号服的选择上，应尽量体贴周到。直接与青少年交谈，并给予详细的解释。所有问题应直接向青少年本人提出。

他们可能不希望父母陪伴左右。他们正在变得越来越独立，想要行使他们的自主权。

青少年对谈话、音乐、视频游戏和社交媒体都会有回应。

14.8　环境

一个对儿童友好且以家庭为导向的环境非常重要。前往医疗机构以及影像科就诊的儿童和家长往往会感到紧张和恐惧。这不仅是因为疾病和治疗本身，还因为自己置身于一个陌生的环境之中。

以儿童为中心、设有游乐区的环境有助于缓解儿童和家长的焦虑。该环境需要满足不同年龄段和患者的任何特殊需求，还需要满足陪伴他们的兄弟姐妹的需求，他们经常在兄弟或姐妹接受治疗陪伴在医疗机构内。为表彰他们照顾生病的兄弟姐妹的耐心，奖励他们一两张小贴画是他们应得的，也总是受欢迎的。

对于非专科医院的影像科而言是值得推荐的，准备一个分散注意力的玩具箱是很实用的，玩具箱里可以放泡泡水、毛绒玩具、音乐玩具、书籍、拼图或平板设备等，所有东西都需要符合感染控制标准。在将患儿带进 CT 扫描室之前，房间和患者必须做好充分的准备，这一点至关重要：

- 从患者的衣服上取出任何可能产生伪影的东西。
- 如果需要，准备好任何固定装置，如新生儿摇篮。
- 准备正确的表格附件。
- 确保铅衣可供使用。
- 所有分散注意力的设备都已准备就绪并已启用。

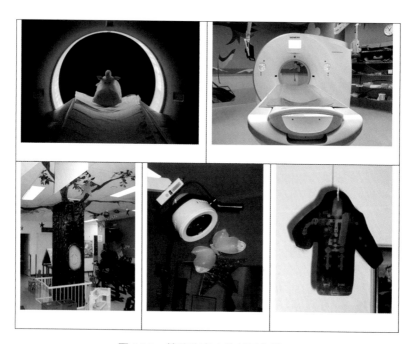

图 14.3　转移注意力的例子和技巧

如果患者需要静脉注射对比剂，最好让患儿在 CT 扫描室外做好留置针预埋工作，这会减少疼痛与实际 CT 扫描的关联，并可能有助于提高儿童对后续检查的依从性。此外，采用局部麻醉剂或工具，例如使用冰块和振动的 "嗡嗡蜂（Buzzy bee）"（一种专门用于儿童打针时减轻其疼痛及防止哭闹的新型器械），也可最大限度地减少穿刺引起的不适及疼痛（CanBulat 等，2015）。

14.9　检查的必要性

由于儿童的细胞分裂周期短，因而对辐射更加敏感。任何辐射损害的影响都会比预期的时间更长（Nievelstein 等，2010）。再加上 CT 被认为是一种辐射剂量较高的检查方法，因此，对患儿进行的所有 CT 检查都需要谨慎评估检查的必要性，这一点非常重要。合理性评估意味着不做 CT 扫描所带来的健康风险超过了辐射暴露的风险（Brenner and Hall 2007，RANZCR 2018，Brady 等，2012）。

在决定为儿童进行 CT 扫描时，必须提出以下问题：
- 其他电离辐射剂量较低的方式，如超声（US）、磁共振成像（MRI）或常规 X 线摄影（General Radiography）能否可以获得满意结果？
- 以往已经做过的 CT 检查结果是否可以直接调用？
- CT 扫描是否为解答临床医生所关注的问题的合理方法？
- 如果是随访检查，是否需要扫描相同的时相或范围？

在论证并回答上述问题时要严格遵循谨慎原则，如同对待患者的首次检查一样。有几个临床指南和决策工具可帮助临床医生和放射科医生确定扫描是否合理。例如：
- ACR 适当性标准（美国放射学家学会，2020）；
- 儿科头部 CT 的 CHALICE 规则（Hacking 等，2021）；
- 儿科头部 CT 的 CATCH 规则（RANZCR 2015a）。

14.10　增强扫描

14.10.1　经静脉注射对比剂

和成年人一样，儿童 CT 增强扫描常规也需要静脉注射对比剂。最常用的是约 300mgI/mL 的非离子型低渗透压对比剂。标准剂量计算为 2mL/kg；然而，随着新一代设备的千伏值的降低，对某些临床适应证来说，1.5mL/kg 的标准剂量是适合的（Nievelstein 等，2010）。

在评估患儿是否适合使用静脉注射对比剂时，必须同样严格地核查安全因素，如肾功能衰竭和服用二甲双胍的糖尿病患儿。患儿的常规血液检查结果中通常不会包含估算的肾小球滤过率（eGFR）。如果需要，可以使用诸如 "Schwartz 儿科床边计算 eGFR 计算器" 等工具来计算 17 岁以下患者与年龄和体型相关的 eGFR（Wong 等，2012）。

患儿与成人患者发生外渗的风险相同（Amaral 等，2006）。不同之处在于，儿童在使用对比剂时往往难以有效沟通。这可能导致对比剂外渗的比例更高。患儿的对比剂外渗处理方法应与成人患者相同（见第 3 部分）。

14.10.2　口服对比剂

儿童的腹部器官相较于成人要小得多，并且缺乏成人所具有的腹内脂肪组织（Nievelstein 等，2010）。这对放射科医生来说增加了腹部病变的诊断难度。为了帮助诊断，患儿仍需要常规使用口服阳性对比剂进行腹部成像。口服对比剂可以是稀释的碘对比剂，也可以是含钡对比剂。这类对比剂可以口服或鼻饲管给药，并可与苹果汁或调味品饮料混合以改善口感。与成人患者一样，如果对疑似肠穿孔进行成像检查时，请勿使用含钡对比剂。

儿科口服稀释碘对比剂的方案见表 14.1。

表 14.1　口服对比剂方案

年龄	90 分钟前（mL）	60 分钟前（mL）	30 分钟前（mL）	总剂量（mL）
0 ～ 6 个月	40	40	40	120
6 ～ 12 个月	60	60	60	180
1 ～ 3.5 岁	80	80	80	240
3.5 ～ 6 岁	120	120	120	360
6 ～ 10 岁	150	150	150	450
> 10 岁	200	200	200	600

如果患儿在进行腹部 CT 扫描时需要全身麻醉，常规的口服对比剂方案与麻醉前的禁食要求不相符。针对这类情况，通常会与当地麻醉团队协商采用折中方案。例如，在 CT 扫描前 2 小时内将含钡对比剂作为一次性团注给予。之所以选用钡剂造影，是因为已知含碘口服对比剂会刺激肠管，常导致对比剂快速通过胃肠道系统。而钡剂不会刺激肠管，它能覆盖肠壁并在胃肠道内停留更长时间。这样，需要麻醉的患者就可以更早地服用口服对比剂。

有证据表明，低密度口服对比剂（如牛奶）被用作儿科替代口服对比剂。其应用仅限于非常特定的病理情况，而阳性口服对比剂仍是大多数儿科放射学家的首选（Nievelstein 等，2010）。

14.11　检查方案

儿科成像需要在方案和技术上进行适当优化。患儿的体型、年龄和解剖结构以及套管针的大小和位置与成人相比都有较多差异。每一次 CT 检查都应根据每一位患儿的个体差异进行量身定制，满足每个患儿的个体需求，进而回答临床问题。在规划儿科 CT 检查时，需要考虑以下各个环节。

14.11.1　血管通路和增强时相

对于患儿来说，血管通路往往很难获得，给儿童穿刺插管往往会造成极大的创伤。因此，穿刺的大小和位置可能会有很大差异。患儿的 CT 扫描通常采用欠佳的穿刺，并尽可能避免重新插管。

血管通道的大小和位置、患者的体型、心率和较小的循环量都会影响扫描时间。一刀切的方法行不通，有几种不同的技术可用于确定对儿童进行 CT 扫描时注射对比剂的时间。当采用对比剂示踪时，重要的是不要过早或过晚开始监测扫描。对于动脉团注示踪，患儿的年龄是一个很好的参考。例如，如果患儿是 5 岁，则在 5 秒内开始团注跟踪扫描；如果患儿是 10 岁，则在 10 秒后开始团注跟踪。这项技术的最小延迟是 3 秒，因为对比剂从注射到进入纵隔总会有一小段时间，最大延迟为 15 秒。如果穿刺点位于足部，可能需要考虑稍长的延迟时间；如果接入中心通路装置，如外周插入的中心导管，则应考虑缩短延迟时间。

小剂量测试团注也可用于确定儿科 CT 扫描的对比剂注射时间；但是，对于年幼的儿童，可给予的对比剂总量可能会受到限制（Nievelstein，2010）。

患儿对比剂的流速受限于注射器的大小，这一点与成人扫描相同。表 14.2 为基于套管针大小的注射流率示例。

表 14.2　基于套管针大小的注射流率

套管针大小	最大注射速率（mL/s）
20 号（黄）	1
22 号（蓝）	2.5
18 号（粉）	4
16 号（绿）	6
14 号（灰）	6

14.11.2　扫描速度

孩子们的注意力持续时间很短，而且不可预测。扫描速度越快，就越有可能获得无运动伪影的成功扫描。要做到这一点，有三个选项可供考虑：

1. 尽可能利用最快的旋转时间；
2. 尽可能使用最大的探测器覆盖范围（需考虑患儿的体型和兴趣区）；
3. 使用较高的螺距值，最好大于 1。

虽然所有这些都将使扫描速度更快，但更改其中的任何或所有这些都将对图像质量产生影响。重要的是要了解扫描仪的工作原理，并了解任何方案更改都会对图像质量和辐射剂量产生影响（见第 1 部分）。

14.11.3　扫描方向

对于许多患者而言，CT 检查床进入机架的过程令人恐惧，对儿童来说尤其如此。为了帮助他们克服这种恐惧，需要尽快完成检查前准备工作，尽可能将患儿采取足先进的检查方位。

这样，当患儿进入 CT 机架时，还可以与技术人员保持眼神交流，并提供积极的引导，进而消除其恐惧心理。将定位像程序设置为患儿移出机架的方向是另一个有用的方法。离开机架远没有进入时那么可怕。

14.11.4 剂量优化

剂量优化的关键在于清晰理解所有技术参数及其相互作用。在优化方案时，必须遵循 ALARA 原则——"合理可行的最低水平"，在保持每次特定临床检查所需图像质量的同时（Nievelstein 等，2010；RANZCR，2018），将辐射剂量控制在尽可能低的范围内。所选辐射剂量应与患者体型及受检部位相适应。

在评估儿科 CT 检查时，放射科医师通常会接受比成人 CT 扫描更多的图像噪声。在配备接受过专业培训的儿科放射医师的专科儿科中心，CT 图像中可接受的噪声水平往往高于其他医疗影像实践。至关重要的是，需与科室内的放射医师和物理师紧密合作，以优化可接受辐射剂量下的适宜噪声水平。

本章不会详细讨论剂量优化的具体细节。不过，我们将基于第 4 章所阐述的原则，广泛探讨儿科 CT 需考量的各项因素。

在优化儿科 CT 的辐射剂量时，需考虑检查的以下要素：定位像、团注追踪或小剂量团注测试触发扫描、扫描采集以及后处理。

14.11.5 定位像

对于患儿来说，定位像的辐射剂量进行优化至关重要，因为相较于成人，患儿的总辐射剂量中定位像所占比例可能更高。建议将千伏（kV）设置为尽可能低的水平。然而，需注意特定扫描仪如何利用定位像进行 CT 剂量调节，因为根据所使用的技术或供应商不同，可能存在一些限制条件。定位像的扫描范围应最小化，仅覆盖临床关注的部位。

14.11.6 团注跟踪法或小剂量团注测试法

如果不优化团注跟踪法或小剂量团注测试法，可能会显著影响患儿的总剂量。在某些情况下，辐射剂量可能高于采集剂量。这是因为目前的技术通常不具有针对团注跟踪法或小剂量团注测试法的剂量调节功能。它们需要根据患者体型对千伏和毫安进行单独调整。

对比剂注射时间也会影响团注跟踪法或小剂量团注测试法的优化。过早开始团注跟踪法或小剂量团注测试法扫描会导致为正确掌握对比剂注射时间而进行额外的扫描，从而增加辐射剂量。在儿科成像中，由于患儿体型差异较大且对比剂时间变化大，这两个影响因素更为突出。因此，在进行患儿扫描时，使用团注跟踪法或小剂量团注测试法需要格外谨慎。

14.11.7 扫描采集

根据患者体型调整扫描参数至关重要，这不仅涉及千伏（kV）和毫安（mA）的设置，还包括扫描长度以及探测器准直的选择。

随着 CT 自动曝光控制（CT AEC）的引入，电压和管电流会根据患者体型及厚度进行调整，以确保达到预设的可接受的噪声水平。CT AEC 是优化辐射剂量的绝佳工具，但在扫描前仍需仔细核对系统建议的参数及剂量长度乘积（DLP）。对于无法使用 CT AEC 的扫描，基于患者体型来降低千伏（kV）和毫安（mA）对剂量优化至关重要。现代 CT 扫描仪的千伏范围显著扩大（70～150kV），根据患者体型选择合适的千伏值是剂量优化的关键。降低毫安（mA）同样是减少患者剂量的重要因素，在低衰减区域（如胸部）尤其有效——大幅降低毫安仍能保持图像质量无明显损失。而在低对比度衰减区域（如腹部），噪声会成为降低毫安时的限制性因素。

扫描范围应根据每次检查的具体临床问题为患者进行个性化定制。

探测器的准直设置也应根据兴趣区和临床问题的需求进行调整。虽然较宽的探测器准直有助于加快扫描速度，但需在快速扫描、Z 轴分辨率、噪声水平及辐射剂量之间取得平衡。如果探测器准直范围超出实际所需区域，即所谓的过度扫描，这将增加辐射剂量却对患者诊疗无益。这一现象在儿科扫描中尤为关键，因为其扫描长度通常较短（Nievelstein，2010）。

在进行传统上需要多期扫描的检查时，与放射科医生沟通有助于减少采集次数。不妨提出这样的问题：能否可以调整技术方案，转而采用双团注技术？

如果患者在扫描过程中移动幅度较大，应在重复扫描前将扫描图像展示并与放射科医师讨论，因为现有图像可能已包含足够信息来解答临床问题。

理解剂量优化程序中选择背后的原理，将有助于改进决策过程。

14.11.8　患者定位

将患者正确置于机架中心的位置非常重要，原因有两个方面：

1.CT AEC

2. 蝶状滤过器

如第 2 部分所述，必须确保患者在机架内处于正确的中心高度，可以避免曝光过度或不足（Barreto 等，2019，Habibzadeh，2011）。

确保患者正中矢状面位于机架中心也很重要。这不仅是为了确保 CT AEC 的正确曝光，也是为了确保正确使用蝶状滤过器。由于患儿体型较小，他们躺在床上时更容易偏离中心位置。蝶状滤过器的设计是为了使患者外围的曝光均匀。如果患者不在机架的中心，则可能导致患者暴露在更多和不均匀的辐射环境中。

14.11.9　放射防护

目前不再推荐使用铋屏蔽，因为有其他替代技术可以在相同或更优的图像质量下实现相同的剂量减少。这一观点已得到美国物理学家医学协会（AAPM，2017）2017 年声明的支持。

14.11.10　重建

儿科 CT 扫描产生的噪声通常较大。CT 图像中的噪声可以通过使用更平滑的算法 / 重建核和更厚的重建层面来降低。这似乎是一种在较低剂量 CT 采集中帮助降低噪声的合理方法。然而，在儿科成像中，会受到解剖结构和潜在病变大小的限制。应确保重建层厚适合患儿体型，特别是解剖部位。

针对临床问题选择合适的算法至关重要。由于儿童与成人在解剖学上存在差异，部分供应商提供了儿科专用算法。尤其是脑部检查，患儿出生后髓鞘形成过程仍在继续。这意味着灰质/白质的对比度较低，因此需要关注算法/重建核的选择。由于儿童内脏脂肪较少，也可能需要特定的躯干算法以提高对比度。

因此，在开始对患儿进行扫描前，了解 CT 设备及其工作原理是很重要的。要充分意识到检查方案的任何改变，以及由此产生的剂量对图像质量的影响。

以下是进行最常用的儿科检查时的指南。

14.12　头颈部成像

14.12.1　头部 CT

头颅 CT 是儿科最常见的 CT 检查。它通常是以平扫方式进行的，任何需要增强 CT 头部检查的患儿，都应优先使用 MRI 进行检查。然而，在无 MRI 设备的单位，也可以在实施造影后进行头部 CT 检查。

小儿颅骨会随着儿童的成长而发生显著变化，从出生到 6 或 7 岁期间发育迅速。头两年的发育最为明显，直到囟门闭合，大部分成人特征出现。7 岁时，颅骨的所有成人特征已完全形成。7 岁后，生长速度会放缓，到十几岁时会再次出现一个小的生长高峰。颅骨在一生中会继续生长和变化，但大部分生长在 20 岁出头时已完成（Standring，2016）。

因此，头部 CT 检查所需的辐射剂量从出生开始会发生显著变化，直到 7 岁至青少年时期趋于稳定。

随着颅骨的快速发育，脑白质也在快速发育。髓鞘形成过程在出生后头 2 年经历了显著的增长，然后速度放缓并持续到成年（Timmler 和 Simons，2019）。因此，与成人 CT 相比，新生儿头颅扫描明显不同，灰白质分界明显减弱，这在轴位图像中可见（图 14.4），因此，这会导致脑部图像对比度降低，需要更低的图像噪声水平。这也是降低该群体辐射剂量的一个限制性因素。

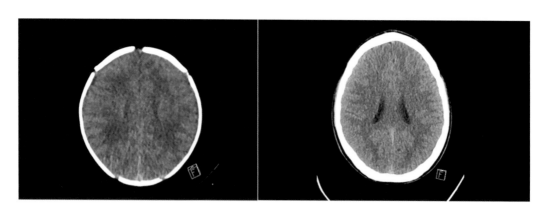

图 14.4　新生儿轴位图像（a）；成人轴位图像（b）

用于患儿的头部平扫通常分为两种不同的方案：标准头颅平扫和低剂量头颅平扫。

14.12.2　头颅 CT 平扫方案

14.12.2.1　常见 / 重要病变

患儿进行 CT 平扫的两个最常见的适应证是创伤以及临床疑似非外伤性颅内出血，包括：

- 动静脉畸形破裂；
- 蛛网膜下腔出血；
- 硬膜下出血；
- 硬膜外出血；
- 脑内出血；
- 弥漫性轴突损伤；
- 颅骨骨折。

与磁共振相比，CT 因其普及性、扫描速度快以及准确性高，已成为这些临床疑似疾病的首选模式，从而能够加快治疗方案的选择速度。

14.12.3　扫描前准备

14.12.3.1　患者定位

患者采取头先进，仰卧位。

新生儿和婴儿应该包裹并仰卧置于新生儿摇篮中（图 14.5）。

幼儿和学龄前儿童应仰卧放置，使用头部固定架，并在头部两侧垫上软垫。如果他们无法适应头部固定架，也可以使用空心头垫。这样往往更舒适，更容易安静下来，但这可能会略微增加辐射剂量。

学龄及以上儿童应仰卧，头先进，置于摇篮式头部固定台上。

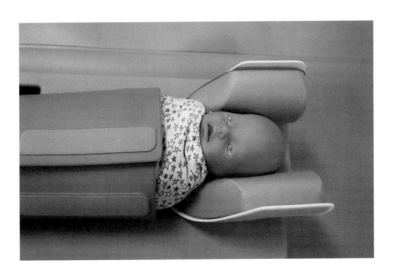

图 14.5　包裹技术用于 CT 检查示例

任何疑似脊柱损伤的患儿都应该直接平放在检查床上，保持脊柱处于安全体位。

患儿应该在机架的中央，正中矢状面垂直于扫描平面。听眦线应与扫描平面平行，以减少对眼睛的辐射并缩短总扫描长度。采用机架角度、倾斜头部支架附件或定位垫，有助于实现这一目标。

如果患儿不配合，可尝试让患儿侧卧或使用头枕而不是头部支架附件。最好调整扫描方案，以获得扫描结果，而不是一味追求完美的定位。如果患儿侧卧扫描，谨记在序列中更改患者的体位和定位像角度。

14.12.3.2　扫描计划

获取侧位定位像，扫描范围从颅底到颅顶。

14.12.3.3　扫描方案注意事项

千伏的选择取决于厂商和 CT 扫描仪的机型。新生儿和婴儿采用 80～100kV 较低千伏就足够了。一旦患儿超过 7 岁，颅骨已完全成形，达到成人大小约 90% 时，则需要采用成人管电压。

建议快速旋转时间为 0.5 秒，特别是对于容易移动的小孩。

14.12.3.4　图像重建

一些厂商根据不同的灰白质对比度，为新生儿、婴儿和学步儿童提供专用的儿科算法 / 重建核。强烈推荐使用这些轴位、冠状位和矢状位的重组算法，这在颅脑和骨骼算法中都是必需的。脑实质重组图像通常为 3mm，而骨骼重组厚度为 1.5～2mm，窗宽通常比较窄，以便在灰质和白质之间提供更好的对比度，通常在 60～90HU 左右。窗位 / 窗中心设置通常略低于成人，一般设置在 25～35HU 左右。软组织薄层容积重建需要进行容积再现（VR）重建，任何有凹陷性颅骨骨折或严重颅脑损伤的患者都可以进行这些重建。

14.12.4　头颅 CT 低剂量平扫

14.12.4.1　常见 / 重要病变

对于临床无特殊检查需求，图像细节要求不高的情况，儿科头颅的一些检查可以在较低的辐射剂量和较高的噪声水平下进行，包括：

- 颅缝早闭；
- 脑室 – 腹腔分流术的通畅性；
- 脑积水。

该方案包括降低千伏和毫安秒，或者如果采用 CT AEC，则表明可以接受更高水平的噪声。

14.12.5　头颅 CT 增强扫描方案

何时进行头颅 CT 增强检查而不是 MR 颅脑检查是一个复杂的决策过程，应由放射科医生或高年资临床医生参与决策。发生这种情况的原因很多，包括难以预约到 MR 检查或患者不适合接受 MR 扫描。

扫描前一定要与放射科医生确认，是否需要同时进行平扫与增强检查，以尽量将辐射剂量降至最低，头颅 CT 增强扫描应采用与平扫相同的方式进行，并进行静脉注射碘对比剂扫描。

对比剂的用量以 1.5 ～ 2mL/kg 为宜，最大剂量为 50mL。可采取手动或以 0.5 ～ 1mL/ 秒的高压注射器注射。扫描时间应在注射后约 3 ～ 5 分钟，视儿童年龄而定。

14.12.6 颈部软组织

14.12.6.1 常见 / 重要病变

在儿童中，最常见的需要行颈部软组织检查的情况是感染。他们容易患三种主要类型的感染。分别是：

- 咽后脓肿；
- 咽旁脓肿；
- 扁桃体周围脓肿。

颈部软组织也可能因疑似恶性肿瘤进行成像检查。然而，这些检查几乎都是与躯干扫描一起进行的。作为多部位检查的一部分。

14.12.7 扫描前准备

14.12.7.1 患者定位

患儿头先进，仰卧。可以使用头部支架，也可以使用中空垫枕支撑头部。由于可能存在颈部肿胀和 / 或颈部肿块，确保患儿舒适和呼吸道通畅是很重要的。3 岁以下的患儿检查很难平躺，一般使用全身麻醉剂进行检查。

患儿应该位于机架中央，正中矢状面垂直于检查床。

14.12.7.2 扫描计划

扫描前后位定位像。采集范围应包括主动脉弓至颞骨岩部。

14.12.7.3 扫描方案注意事项

在采集前，应嘱患儿屏气，并要求其不要吞咽。

14.12.7.4 增强扫描时相及时机

对比剂将在动脉和静脉血管中显影，任何潜在的感染灶都会得到增强显示。为了达到这一目的，通常有两种不同的静脉对比剂注射方式用于颈部软组织检查。

第一种方法是单次注射对比剂，1.5 ～ 2mL/kg，最大剂量为 75mL。可手动注射或使用高压注射器以 1 ～ 1.5mL/ 秒的速度注射。

第二种方法是采用高压注射器进行双筒团注，最大团注量为 75mL。将对比剂容量被一分为二，第一次注射完成，注射暂停，然后开始第二次注射，确保其在 40 秒扫描时间之前即刻完成。这样能确保颈动脉和椎动脉以及静脉解剖结构的充分对比增强。

14.12.7.5 图像重建

颈部软组织 CT 图像重建应在轴位、冠状位和矢状位采用软组织算法 / 重建核进行重建。重建层厚 3mm。建议纵隔窗宽约 300 ～ 350HU，窗位约 40 ～ 50HU。

14.12.8 颈椎

颈椎 CT 检查主要是在创伤后进行；然而，儿科群体中的颈椎损伤并不常见（RANZCR，

2015）。儿童颈椎的解剖结构与成人有很大不同，这使儿童面临不同类型损伤的风险。儿童的头部，特别是婴儿以及8岁以下的儿童，相对于体部来说更大。这会导致重心和支点位置更高。该年龄段患儿也有更多的水平方向的小关节和松弛的韧带。这些8岁以下的患儿更有可能发生颈1~3椎体的损伤。然而，同样由于这些解剖差异，低龄患儿更有可能导致神经损伤，而不是骨骼肌肉损伤（Baumann等，2015，Delaney等，2013）。

8岁以后，重心和支点移至颈5、6椎体，小关节的方向更垂直，韧带不再松弛。随着患儿年龄的增加，逐渐变得更有可能发生骨骼肌肉损伤，而且损伤的部位更有可能发生在下颈椎部位（Baumann等，2015，Delaney等，2013）。

儿科的另一个常见表现是寰枢椎旋转性半脱位或外伤性斜颈（图14.6）。这是两个椎体发生相对移位导致的。患者表现为头部同侧旋转和对侧倾斜。半脱位是由于韧带损伤引起的，也可能是源于被忽视的斜颈或创伤（Powell等，2017，Crook and Eynon，2005）。

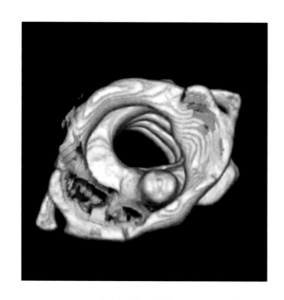

图 14.6 半脱位

14.12.8.1 患者定位
患者应仰卧在检查床上，头先进。在上下CT检查床和扫描过程中，应固定颈椎。在采集过程中，切勿采用沙袋固定颈椎，否则将显著增加辐射剂量。

14.12.8.2 扫描计划
应从外耳道至T2~3椎体进行侧位定位像，患者应位于机架中央，检查床高度调整至外耳道后缘水平。

扫描范围从颅底到T1椎体下缘。

如果扫描目的是检查寰枢椎旋转性半脱位，请咨询放射科医生，是否可以将扫描范围缩小到只包括颅底至C4。

14.12.8.3 图像重建
在骨骼和软组织算法/重建核中，图像应该在轴位、冠状位和矢状位上重建。所有重建应是连续的，骨骼扫描层厚为 2mm，软组织扫描层厚为 3mm。

对于寰枢椎旋转性半脱位患儿应重建容积再现（VR）图像。

14.13　躯干成像

14.13.1　胸部

胸部 CT 是气道疾病成像的基石，也是儿科患者最常用的 CT 检查之一（Nievelstein，2010）。胸部 CT 最常见的适应证是创伤、恶性肿瘤、感染和先天性异常，尤其是在评估间质性肺部疾病时，需要进行屏气。在预约前指导年幼的孩子练习屏住呼吸有助于检查成功。这可能包括练习就像"潜入水下一样"或"吹灭生日蜡烛"那样呼气时屏住呼吸。2 岁及以下的儿童一般需要全身麻醉才能进行这项检查。

14.13.2　胸部平扫

14.13.2.1　常见 / 重要病变

儿科胸部 CT 平扫有多种适应证，包括：

- 朗格汉斯细胞增生症；
- 对骨肿瘤（骨肉瘤和尤文肉瘤）进行随访检查；
- 实体肿瘤的随访检查，威尔姆斯瘤（Wilms 瘤，又称肾母细胞瘤）和肝母细胞瘤（仅用于胸部成像。腹部成像检查采用超声或 MRI 随访。如果胸部成像与实体肿瘤的腹部 CT 同时进行，则应注射对比剂进行增强检查）。

14.13.3　胸部增强扫描

14.13.3.1　常见 / 重要病变

这是最常见的胸部 CT 检查。其适应证包括：

- 创伤；
- 恶性肿瘤；
- 感染；
- 肺隔离症；
- 气管软化症；
- 先天性囊性腺瘤样畸形；
- 反复肺炎和肺萎陷。

14.13.4　扫描前准备

14.13.4.1　患者定位

患儿仰卧，足先进，双臂高举过头。患儿也可以把喜欢的泰迪或玩具举过头顶。

14.13.4.2　扫描计划

前后位定位像是从肩关节上方采集，包括整个肺野。扫描采集包括心尖和后肋膈角下缘，若需增强通过高压注射器静脉注射低渗对比剂，为 1mL/kg 以上，最大剂量为 50mL。在主动脉弓下方的降主动脉水平上进行团注跟踪预测层面。兴趣区置于降主动脉。对比增强的时机会随着患儿年龄和血管通路的不同而异。根据他们的年龄改变监测扫描延迟设置，例如年龄每增长 1 岁扫描延时 1 秒，直至 10 岁。因此，如果患者是 7 岁，则监测扫描延迟时间为 7 秒，扫描在吸气末进行。

14.13.4.3　图像重建

在软组织纵隔算法 / 重建核和锐利肺算法 / 重建核中均应重建薄层横断面、冠状面和矢状面。某些厂商可能会使用骨算法 / 重建核进行肺部重建，因为它也是一种锐利算法 / 重建核。软组织重建应以 3 ～ 5mm 层厚为宜连续重建，肺重建应以 2mm 层厚为宜连续重建。儿科特定肺算法 / 重建核可用于 2 岁以下患儿。这是由于极小儿童肺部未完全发育所致。

所有肿瘤患儿均应进行厚层轴位最大密度投影重建（MIP）。这些需要根据患儿的体型进行调整。对于 5 岁以下的儿童，MIP 重建的厚度约为 16mm，间隔约 2mm。对于年龄大于 5 岁的患儿，MIP 重建约 20mm 层厚，间隔约 2mm。这些 MIP 重建用于检测和筛查肺结节。

14.14　胸部 HRCT

14.14.1　常见 / 重要病变

高分辨率计算机断层扫描（HRCT）主要用于间质性肺疾病诊断。包括：
- 囊性纤维化；
- 支气管扩张症；
- 毛细支气管炎；
- 先天性肺气肿。

14.14.1.1　患者定位

患儿应仰卧，足先进，双臂高举过头。如果需要，患儿可以在头部上方抓着自己喜欢的泰迪熊或玩具。

14.14.1.2　扫描计划

前后位定位像从肩关节上方开始扫描，包括整个肺野。从心尖部进行螺旋采集，以包括肋膈角，如前面胸部 CT 部分所示。HRCT 吸气螺旋扫描可根据放射科医生相关建议进行平扫或增强检查。除螺旋采集外，呼气扫描还需要检测气体潴留征象，这可能提示早期外周气道阻塞。此类扫描采用轴位序列采集方式。如表 14.3 所示。

表 14.3　呼气相 HRCT 检查方案示例

患儿年龄	≤ 4 岁	> 4 岁
扫描间隔	1mm 层厚，间隔 10mm	1mm 层厚，间隔 20mm

呼气相成像的扫描范围可以缩小至从隆突开始，延伸至肋膈角。与放射科医生一起确认呼气相扫描范围。对于年龄较小的孩子，可能需要关闭呼气采集的自动语音提示，并按照你的呼吸指令手动触发扫描。

14.14.1.3　图像重建

呼气图像在软组织和肺部算法中重建。

14.14.2　腹部门静脉期扫描

儿科腹部 CT 的应用正逐渐减少，因为超声（US）和磁共振（MR）已成为大多数非创伤性腹部影像学检查的首选方法。虽然仍有些非创伤原因进行此项检查，但其频率正在降低。在大多数情况下，腹部 CT 会作为恶性肿瘤和重大创伤多部位检查的一部分实施。仅在损伤机制为单纯腹部直接创伤时（如自行车把手造成的直接钝性伤），才会单独对腹部进行创伤成像。

14.14.2.1　常见 / 重要病变

腹部 CT 最常见的适应证包括：

- 恶性肿瘤；
- 创伤；
- 感染。

14.14.2.2　患者定位

患儿仰卧，足先进，双臂举过头顶。如果需要，患儿可以在头部上方抓着自己喜欢的泰迪熊或玩具。

14.14.2.3　扫描计划

在腹部 CT 检查中，口服阳性对比剂是恶性肿瘤的常规检查方法。为了加快兴趣区扫描速度，创伤患儿通常不用静脉注射对比剂。然而，针对右上腹创伤，部分放射科医生可能会主动要求口服阳性对比剂检查，以便更好地显示十二指肠和胰腺。

从横膈上方（乳头水平）至耻骨联合下缘获得前后位定位像。

扫描采集范围为膈顶至耻骨联合下缘。

14.14.2.4　增强扫描时相及时机

①外伤：对于所有的腹部创伤，在 CT 扫描前约 5 分钟对患儿进行小剂量低渗静脉对比剂测试。对于 45kg 以下的患儿，静脉对比剂用量为 5mL；对于 45kg 以上的患儿，静脉对比剂用量为 10mL。通常在定位像之前，可以手动注射。这是为了突出显示肾盂，识别任何可能导致尿性囊肿的潜在肾损伤。在采集之前给予少量的对比剂，可以将延迟采集的潜在辐射曝光降至最低。

对于主要的采集过程，静脉推注低渗透压对比剂是通过高压注射以团注方式给药的。注射对比剂用量为 1.5 ～ 2mL/kg，最大剂量为 100mL。对于创伤 CT 检查，通常需要动脉和门静脉期双期采集，以显示动脉血管和实质器官的血流灌注情况。这会使患儿受到的辐射剂量增加两倍。为了减少辐射剂量，可以采用双筒团注技术进行单次采集：在门静脉期注射总量的三分之二，然后暂停注射；最后注射剩余的三分之一剂量，以使动脉血管系统获得增强。10 岁以下患儿的总注射时间为 45 秒，10 岁及以上患儿的总注射时间为 70 秒。

例如：一名患儿体重 30kg，年龄不到 10 岁。总体积为 2mL/kg=60mL 对比剂。患儿的套管针为 22 号，允许的注射速率为 2.5mL/s。扫描所需的对比剂容积和时间安排：

门静脉注射 60mL 的 2/3=40mL

动脉期注射 60mL 的 1/3=20mL

门静脉注射时间 =40mL@2.5mL/s=16 秒

动脉注射时间 =20mL@2.5mL/s=8 秒

门静脉注射时间 + 动脉注射时间 + 暂停 = 扫描延迟 16 秒 +8 秒 + 暂停 =45 秒

45 秒 –（16+8）秒 =21 秒暂停。

在注射完成后进行扫描。

这种注射方案只适用于创伤。它的设计目的是将辐射剂量降至最低。

②恶性肿瘤或感染：当因恶性肿瘤或感染而进行腹部 CT 检查时，通常门静脉期就足够了。通过高压注射器静脉团注低渗对比剂。参考剂量为 1.5 ~ 2mL/kg，最大剂量为 100mL。在降主动脉水平，也就是横膈上方，作为预先监控层面进行团注跟踪。ROI 置于降主动脉。对比剂注射时间取决于患儿年龄和血管通路的情况。需根据他们的年龄调整团注跟踪和监测扫描的延迟时间。例如，10 岁以下儿童按每年 1 秒计算。因此，如果患儿是 5 岁，那么延迟 5 秒。根据方案规定，触发后 45 秒开始扫描，以确保获取门静脉期图像。

一些人更喜欢使用手动方法调整儿科腹部 CT 的对比剂注射时机，以通过省略团注跟踪采集来减少辐射剂量。该方法使用高压注射器推注相同剂量的对比剂，并使用定时延迟进行采集。建议的延迟时间如表 14.4 所示。

表 14.4　推荐的腹部门静脉延迟时间

年龄	腹部门静脉延迟扫描
< 10 岁	45 秒
> 10 岁	70 秒

腹部 CT 扫描通常是在吸气末进行的，以提高依从性。大多数儿童在配合呼气指令方面表现不理想。

14.14.2.5　图像重建

儿童脂肪含量与绝大多数成人存在显著差异。他们出生时已存在大量皮下脂肪，而内脏脂肪很少。内脏脂肪的缺乏会降低器官间的对比度，使诊断变得更加困难。口服阳性对比剂可用于辅助诊断。一些设备厂家也提供了儿科检查专用算法，已应用于婴幼儿的扫描重建。

14.15　多部位检查

14.15.1　头部、颈部、胸部、腹部和骨盆——恶性肿瘤评估

头部、颈部、胸部、腹部和骨盆的 CT 检查主要用于恶性肿瘤的诊断或分期。随着 MR 和超声的出现，这种类型的检查已日趋减少，特别是头部扫描。扫描方案也可以调整为仅扫描

颈部、胸部、腹部和骨盆，或者只进行胸部、腹部和骨盆扫描。为了最大限度地减少辐射剂量，如果需扫描头部，通常仅实施头部增强扫描。

患儿应仰卧，头置于头垫上，双臂置于头顶上方。

对胸部、腹部和骨盆进行前后位定位像扫描。为了最大限度地减少辐射剂量，主要采集通常在门静脉期定时采集整个躯干。采用 2mL/kg 的较慢注射速度时，胸部在延迟动脉期仍能获得充分的强化。

对于 10 岁以下、肩部较小的幼儿，可以将颈部纳入单次采集，以减少因重叠而造成的辐射剂量。如果患儿超过 10 岁和 / 或肩膀较宽，则需要单独扫描颈部。对于单独的颈部扫描，应将手臂放低，然后进行颈部软组织检查。需要从颈部采集允许的总对比剂剂量中分配足够的对比剂剂量。颈部影像应始终单独重建。

如果进行需要头部增强扫描，则应将患者双臂置于身体两侧，并在注射对比剂后 3 ~ 5 分钟进行扫描。

14.15.2 头部、颈椎、胸部、腹部和骨盆——多发性创伤评估

头部、颈椎、胸部、腹部和骨盆的 CT 检查主要是在创伤后进行的。为了评估颅内损伤及颈椎有无骨折，应首先进行头颅和颈椎平扫。如果发现累及椎间孔的颈椎骨折，需要在胸部、腹部和骨盆检查后进行颈动脉造影。在患儿离开检查床之前，需要与放射科医生一起核查。

14.15.3 扫描前准备

14.15.3.1 患者定位

患儿仰卧在检查床上，头先进。在 CT 检查床来回移床和扫描过程中，应固定颈椎。在采集过程中，不要使用沙袋固定颈椎，否则将会显著增加辐射剂量。

在头部和颈椎成像后，如果可能，手臂应该重新置于头部上方。

14.15.3.2 扫描计划

首先扫描头部及颈椎的侧位定位像。

然后，分别采集头颅及颈椎影像。

然后采集从肩关节以上到耻骨联合下缘的胸部、腹部和骨盆的前后位定位像。

从第一肋骨上方到耻骨联合下缘是一次采集获得的。扫描应遵循呼吸指令，如果患儿不能配合，则在吸气或自由呼吸时进行。

14.15.3.3 增强扫描时相及时机

对于所有创伤的CT检查，需在CT扫描前约5分钟对患儿进行小剂量低渗静脉对比剂注射。对于 45kg 以下的患儿，静脉对比剂应为 5mL，对于 45kg 以上的患儿，应为 10mL。通常可在拍摄定位像之前进行以手动注射。这是为了显影肾盂、识别任何导致尿性囊肿的潜在肾损伤。在采集之前给予少量的对比剂，以最大限度地减少延迟采集的潜在辐射暴露。

对于主要的采集过程，静脉团注低渗对比剂是通过高压注射器完成的。注射对比剂的用量为 1.5 ~ 2mL/kg，最大剂量为 100mL。对于创伤CT检查，通常需要动脉和门静脉期双期采集，以显示动脉血管和实质器官的血流灌注情况。这会使患者受到的辐射剂量增加两倍。为了减少辐射剂量，可以采用双筒团注技术进行单次采集：在门静脉期注射总量的三分之二，然后

暂停注射。最后三分之一的剂量用于动脉血管的对比增强。10岁以下患儿的总注射时间为45秒，10岁及以上患儿的总注射时间为70秒。

例如，13岁的50kg患儿需要2mL/kg=80mL，而使用20号的套管针允许注射速率为3mL/s。

门静脉注射80mL的2/3=53mL

动脉注射80mL的1/3=27mL

门静脉注射时间=53mL@3mL/s=18秒

动脉注射时间=27mL@3mL/s=9秒

门静脉注射时间+动脉注射时间+暂停=18秒+9秒+暂停=70秒

70秒 –（18+9）秒 = 暂停43秒。

在注射完成时进行扫描。

这种注射方案只适用于创伤，旨在将辐射剂量降到最低。

14.16   中轴骨

14.16.1   胸椎及腰椎

这些扫描最常用于脊柱侧弯及半椎体畸形的检查。它们通常在儿科专科中心进行，外科医生会根据检查结果进行矫正手术。

14.17   附属骨

14.17.1   四肢平扫

患儿的四肢CT检查较为常见，尤其是涉及生长板损伤的检查。重要的是只扫描兴趣区。如果可能，应调整患者体位，以使兴趣区不与其他解剖部位重叠，例如，将手臂举过头部，进行肘关节或腕部检查。

（译者：李晓峰　姚大鹏　王　骏　王晶艳　吴虹桥　李佳璇）

参考文献

Amaral J, Traubici J, BenDavid G, Reintamm G, Daneman A, 2006, Safety of power injector use in children as measured by incidence of extravasation, American Journal of Roentgenology. Vol. 187, pp. 580–583

American Association of Physicists in Medicine, 2017, AAPM position statement on the use of bismuth shielding for the purpose of dose reduction in CT scanning, https://www.aapm.org/org/policies/details.asp?type=PP&id=431, accessed online 20 January 2021.

American College of Radiologists, 2020, ACR appropriateness Criteria, https://www.acr.org/Clinical-Resources/ACR-Appropriateness-Criteria, accessed January 20, 2021

Barreto I, Lamoureux R, Olguin C, Quails N, Correa N, Rill L, Arreola M, 2019, Impact of patient centering in CT on organ dose and the effect of using a positioning compensation system: Evidence from OSLD measurements in postmortem subjects, Journal of Applied Clinical Medical Physics, Vol. 20(6), pp. 141–151.

Baumann F, Ernstberger T, Neumann C, Nerlich M, Schroeder GD, Vaccaro AR, Loibl M, 2015, Pediatric cervical spine injuries: A rare but challenging entity, Journal of Spinal Disorders & Techniques, Vol. 28(7), pp. E377–E384.

Brady Z, Cain TM, Johnston PN, 2012, Justifying referrals for paediatric CT. Medical Journal of Australia, Vol. 197(2), pp. 95–99.

Brenner DJ, Hall EJ, 2007, Computed tomography—An increasing source of radiation exposure, New Journal of Medicine, Vol. 357(22), pp. 2277–2284.

Canbulat N, Ayhan F, Inal S, 2015, Effectiveness of external cold and vibration for procedural pain relief during peripheral intravenous cannulation in pediatric patients, Pain Management Nursing: Official Journal of the American Society of Pain Management Nurses, Vol. 16(1), pp. 33–39.

Crook TB, Eynon CA, 2005, Traumatic Atlantoaxial rotatory subluxation, Emergency Medicine Journal, Vol 22, pp. 671–672.

De Mijolla-Mellor S, Infans, February 2021, Encyclopedia.com, https://www.encyclopedia. com/psychology/dictionaries-thesauruses-pictures-and-press-releases/infans, accessed 17 February 2021.

DeLaney M, Booton J, 2013, Pediatric spinal trauma. Pediatric Emergency Medicine Reports, Vol. 18(6).

Habibzadeh MA, Ay MR, Kamali Asl AR, Ghadiri H, Zaidi H, 2011, Impact of miscentering on patient dose and image noise in x-ray CT imaging: Phantom and clinical studies, Physica Medica, Vol. 28(3), pp. 191–199.

Hacking C, Dempsey P, 2021, Chalice Rule, https://radiopaedia.org/articles/chalice-rule, accessed January 20 2021.

Macquarie Dictionary online, 2021, Macquarie Dictionary publishers, an imprint of Pan Macmillan Australia Pty Ltd, https://www.macquariedictionary.com.au/features/word/search/?search_word_type=Dictionary&word=paediatric, accessed 17 February 2021.

Miller S, Church E, Pool C, Ages & Stages: All About Me, Scholastic inc., https://www.scholastic. com/teachers/articles/teaching-content/ages-stages-all-about-me/, accessed 17 February 2021.

Nievelstein R, Dam I, van der Molen A, 2010, Multidetector CT in children: Current concepts and dose reduction strategies, Pediatric Radiology, Vol. 40(8), pp. 1324–1344.

Powell EC, Leonard JR, Olsen CS, Jaffe DM, Anders MD, Leonard JC, 2017, Atlantoaxial rotatory subluxation in children, Pediatric Emergency Care, Vol. 33(2), pp. 86–91.

Royal Australian and New Zealand College of Radiologists, 2015a, RANZCR Education Modules for appropriate imaging referrals – Clinical Decision Rule Summary Paediatric Head Trauma, RANZCR.

Royal Australian and New Zealand College of Radiologists, 2015b, RANZCR Education Modules for appropriate imaging referrals – Paediatric Cervical Spine Trauma, RANZCR.

Royal Australian and New Zealand College of Radiologists, 2018, Computed Tomography and Radiation Risks, Version: 2.0 Faculty of Clinical Radiology Council, accessed online January 20 2021.

Standring S, 2016, Gray's Anatomy the Anatomical Basis of Clinical Practice, 41st Ed. Elsevier, Chapter 27, pp. 416–428.

Timmler S, Simons M, 2019, Grey matter myelination, Glia, Special Issue Edition, accessed online 17 February 2021.

Wong CJ, Moxey-Mims M, Jerry-Fluker J, Warady BA, Furth SL, 2012, CKiD (CKD in children) prospective cohort study: A review of current findings. American Journal of Kidney Diseases, Vol. 60(6), pp. 1002–1011.

第 15 章

胸部成像

目录

15.1　引言

　　胸部高分辨率计算机断层扫描（HRCT）自全身 CT 问世以来便成为可能。自那时起，分辨率已显著提升。历史上，胸部高分辨率成像曾采用轴位（步进 – 扫描）扫描模式。如今，螺旋扫描已成为常规操作，并通过重建技术生成所需的影像。

　　胸部 CT 血管造影检查既可在急诊临床环境中进行，也可作为常规随访或探查血管异常的手段。CT 主动脉造影检查是一种相对无创的检查方式，常用于急诊科排查主动脉夹层作为患者胸痛病因的可能性。CT 肺动脉造影（CTPA）因其操作简便和普及性（Moore 等，2018），已超越通气 / 灌注（V/Q）显像和传统的血管造影评估，成为诊断肺栓塞的金标准。

　　心电图（ECG）门控技术已越来越多地被用于提高 CT 主动脉造影及专用 CT 冠状动脉造影（CTCA）的图像质量。后者的应用范围显著扩大，这得益于扫描仪时间分辨率的提升——最初是 64 层螺旋扫描仪的出现，随后是当前一代大于 128 层螺旋扫描仪的迭代升级。这些设备采用了双源扫描技术。

15.2　胸部 CT 检查方案

15.2.1　常见 / 重要病变

　　进行胸部 CT 扫描的具体临床适应证有很多。通常，常规胸部 CT 成像包括以下适应证：

- 创伤

- 恶性肿瘤
- 感染

15.2.2　成像方法

15.2.2.1　患者定位

对于胸部的常规扫描，患者取仰卧，通常足先进。这种体位使得患者无需完全移入扫描架即可定位，减少了患者头部靠近扫描架的时间，也便于近距离静脉注射对比剂。

15.2.2.2　扫描计划

对于胸部常规成像，应进行扫描定位像，扫描范围包括颈中部以上至髂嵴。科室操作规范可能要求在两个平面间的扫描定位像。螺旋采集的计划应包括从肺尖上方（胸骨上切迹）到肾脏中极，包括肾上腺。肾上腺应定期纳入胸部检查，因为肾上腺是肺癌转移的常见部位（Popper，2016）。

15.2.2.3　扫描方案注意事项

胸部CT成像的临床适应证可能包括出现呼吸急促症状的患者。部分患者可能无法长时间屏气。因此，考虑如何通过优化采集参数来缩短所需的屏息时间至关重要。花时间为患者提供清晰的指导，并给予患者练习的机会，是确保高质量采集的重要方法。对于严重呼吸困难的患者，采取从膈肌下方向肺尖方向采集的策略，还能有效减轻屏息困难对成像的影响。

患者进行适度吸气至关重要。过度吸气会影响胸腔内血管压力梯度，并可能改变上腔静脉和下腔静脉的血流。这进而会影响对比剂的显影效果，特别是在肺动脉检查中（Bauer，2012）。

15.2.2.4　静脉对比剂的使用

对于常规胸部扫描，在合适的情况下会进行静脉注射对比剂。首选在肘前窝放置20号套管针用于对比剂注射。2.5 ～ 4mL/ 秒的高流速有助于血管结构的显影。此操作应通过团注触发采集进行，以确保对比剂在动脉增强期可见。

已经描述了两种确定扫描时间的方法。最常用的是采用触发追踪技术。每家厂商会为其产品赋予专有名称，但它们执行相同的流程：先在相关层面放置一个预先监控层面，并设置兴趣区（ROI）以测量该位置的CT阈值。注射对比剂后，系统将持续监测该位置（通常约每秒一次）来采样兴趣区内的亨氏单位（HU）；一旦达到预设阈值，即触发采集。采集过程也可以手动触发。

胸部CT扫描常与腹部及盆腔扫描联合进行。在此类情况下，首先按上述方法完成胸部扫描后，会额外延迟一段时间，以便在门静脉期获取腹部和盆腔的影像。

15.2.2.5　采集和重建

采集应在探测器宽度最薄的地方进行。图像将被重建为薄层（探测器宽度为1mm）和厚层（6 ～ 10mm）。使用厚层可提供简洁的系列供审阅。采集数据应根据需要重建，以显示软组织 / 纵隔结构、肺部和骨骼结构。每个系列都需要单独设置窗宽窗位及重建核 / 算法。肺部和骨骼系列均应采用边缘增强技术。

患者定位	足先进，仰卧，双臂举过头顶		
定位像	检查床头尾方向移动，扫描线上缘包括肩部皮肤边缘，下缘包括髂嵴上水平		
扫描部位	采集：包括从肺尖到肋膈后角（当对疑似肺癌成像时，采集时包括肾上腺）		
增强	如上所示		
屏气	是 – 以一个舒适的吸气后暂停呼吸（不是大幅度吸气）		
图像显示	软组织窗 / 纵隔窗 窗口技术：窗位 40 ～ 60HU；窗宽 400 ～ 500HU		
	肺窗 窗口技术：窗位 –500 ～ –800HU；窗宽 1200 ～ 1800HU		
	骨窗 窗口技术：窗位 300 ～ 500HU；窗宽 2000 ～ 3000HU		
图像重建	以下平面的重建应以软组织窗、肺窗和骨窗的形式进行 – 包括薄层和厚层。		
	轴位		
	冠状位		
	矢状位 – 根据需要 – 可不进行常规检查		

15.2.2.6 胸部高分辨率 CT（HRCT）

在当今亚毫米级各向同性分辨率和高清显示器的时代，"高分辨率"成像这个术语有些过时了。历史上，高分辨率扫描是指在胸部增加薄层轴位扫描，以最大限度地提高肺实质的分辨率。现代扫描仪则采用螺旋扫描整个部位，并通过重建边缘增强图像来显示肺实质。这种方法避免了历史上与轴位扫描中呼吸力度变化相关的层面配准问题。

15.2.3 常见 / 重要病变

- 间质性肺部疾病；
- 石棉肺 / 间皮瘤；
- 朗格汉斯细胞增多症；
- 特发性肺纤维化；
- 非特异性间质性纤维化；
- 过敏性肺炎；
- 慢性嗜酸性粒细胞性肺炎；
- 药物性肺部疾病；
- 类风湿性肺部疾病；
- 硬皮病；
- 结节病；
- 矽肺病。

15.2.4　成像方法

15.2.4.1　患者定位

对于标准胸部 CT 采集，患者应取仰卧位。

15.2.5　扫描计划

高分辨率扫描通常在没有静脉对比剂的情况下进行，因为扫描的目的是显示肺实质，而不是血管解剖结构。扫描应从肺尖上方进行，包括远端的整个肺底。

15.2.6　扫描方案注意事项

高分辨率扫描传统上是在没有静脉对比剂的情况下进行的。有时可能需要进行额外的采集。在患者俯卧的情况下进行第二次扫描，有助于区分肺不张和实性高密度影（Gotway 等，2007）。也可以采用尽力呼气后屏气进行的额外采集。这可能有助于鉴别弥漫性间质性肺部疾病（Gotway 等，2007）。

在所有的扫描中，重建都是采用肺窗进行的。采用边缘增强的肺部算法有助于肺实质的可视化。传统上，轴位图像以 1mm 的层厚和 10mm 的层间距获取，尽管对于螺旋扫描，重建的层间距不那么重要。在实践中，胸部的 HRCT 扫描与常规胸部成像方案的不同之处在于它们的操作方式，而不是它们提供的肺部分辨率的质量。

患者定位	足先进，仰卧，双臂举过头顶
	可以在患者俯卧的情况下进行后续成像
定位像	检查床头尾方向移动，扫描线上缘包括肩部皮肤边缘，下缘包括肋膈角
扫描范围	采集：包括从肺尖到肋膈后角
增强	如上所示 – 通常不需要
屏气	是 – 以一个舒适的吸气后暂停呼吸（不是大幅度吸气）
图像重建	重建应进行边缘增强并进行肺窗显示
	轴位
	冠状位
	矢状位 – 不常规进行

15.3　CT 肺动脉造影（CTPA）

在过去的几十年里，CTPA 的使用量已明显增长。虽然该检查在检测肺栓塞方面具有良好的敏感性和特异性，但有几个因素被认为会显著影响检查的有效性。这些因素包括（Chaturvedi 等，2017）：

- 患者体型；
- 心输出量和血压；
- 对比剂的流速和时机；
- 套管针尺寸和位置；
- 采集使用的 kV。

15.3.1　常见 / 重要病变

CTPA 检查最常见的病变是肺栓塞。当临床指征提示存在多种鉴别诊断时，则应考虑将常规增强扫描作为专用 CTPA 的替代方案。

15.3.2　成像方法

15.3.2.1　患者定位

患者应取仰卧位，如同进行标准胸部 CT 扫描时的体位。需特别注意患者手臂的位置，尤其是套管针的位置。应避免患者手臂在肩部过度伸展，以防部分阻碍对比剂流向头臂区域。可额外使用枕头或厂家提供的手臂支撑垫，以协助保持理想的手臂姿势。同样，需留意可能起到止血带作用的衣物，包括血压袖带、过紧的袖口或佩戴的首饰。

15.3.3　扫描计划

扫描检查应覆盖从下颌至髂嵴以上的整个胸部区域。计划范围需包括从肺尖至肺底。纳入全部肺野有助于识别具有相似鉴别诊断的其他病变（如肺炎、肿瘤、间质性肺病），同时辅助判断是否存在继发于肺栓塞的相关胸腔积液。

15.3.4　扫描方案注意事项

CT 肺动脉造影通常采用静脉注射对比剂，而且需要较高的注射速率一般在 4.5 ～ 6mL/ 秒之间，但在必要时可更高，例如在心输出量较低的情况下。

CTPA（CT 肺动脉造影）采集的时机至关重要。最常采用的是触发追踪技术。首先在肺动脉干水平设置一个监测层面，并在肺动脉干内划定兴趣区（ROI），测量该位置的基线值。注射对比剂后，系统将持续监测该位置（通常约每秒一次），以采样 ROI 内的 HU 值；一旦达到预设阈值，即触发 CTPA 采集。采集也可手动触发。部分机构可能采用对比剂的先验定时团注法，以测定肺动脉干内强化峰值时间，随后将该时间设定为采集启动时刻。目前关于两种方法中哪个能提供更佳的肺动脉强化的循证依据有限，因此应基于各机构的具体偏好进行选择。

理解几个技术问题对于优化产生准确结果至关重要。Chaturvedi 等在 2017 年的论文中描述了实现诊断扫描结果所面临的若干挑战，这些挑战可归类为外在因素或内在因素。

外在因素包括与扫描执行方式相关的技术因素，如扫描参数的选择、套管针类型以及对比剂的流量和注射时机。

内在因素包括与患者相关的因素。患者手臂的位置对于取得有效结果至关重要。应始终为患者提供支持，并指导其理解正确屏息的重要性。扫描过程中的呼吸运动会对图像本身造成显著影响。

此外，心血管 CT 学会的最新指南建议，对特定患者群体使用心电图门控技术，以减少心脏运动的影响。然而，由于当前扫描需求量庞大，且心电图门控技术相对专业，现阶段这一做法尚难成为常规实践做法。

对于肥胖或妊娠患者，由于腹内压增加可能带来更多困难，应给予进一步考虑。

应指导患者在检查时屏住呼吸，而非进行深吸气。这有助于限制血管内压力梯度的变化。

患者定位	足先进，仰卧，双臂举过头顶
定位像	头尾向检查床移动，扫描线对齐肩部皮肤上缘，包括髂嵴水平以上
扫描部位	采集：包括从肺尖到后肋膈角
增强	是 – 高团注率（4～6mL/s）
	为开始采集进行适当的团注跟踪，跟踪层面在隆突层面肺动脉干内放置兴趣区（ROI）
屏气	是 – 以舒适的吸气后暂停呼吸（不要大幅度呼吸）
图像显示	软组织窗 / 纵隔窗 窗口技术：窗位 40～60HU；窗宽 400～500HU
	肺窗 窗口技术：窗位 –500～–800HU；窗宽 1200～1800HU
	骨窗 窗口技术：窗位 300～500HU；窗宽 2000～3000HU
图像重建	以下平面的重建应在软组织窗口设置中进行。
	轴位 – 薄层和叠加厚层
	冠状位 – 最大强度投影（MIP）重建
	在冠状位和轴位进行肺部重组
	骨骼重组：根据需要

识别肺栓塞属于医疗紧急情况，应立即升级处理。

15.3.5 CT 钙化积分

自从电子束 CT 的发展以来，CT 钙化积分成为可能；然而，传统的第三代扫描仪在时间分辨率方面的局限性，意味着这项检查直到更新一代的扫描技术问世后才得以广泛提供。采集技术的标准化对于以前和未来的计算结果进行比较至关重要。所有 CT 检查都应尽可能降低辐射剂量。CT 钙化积分作为筛查评估手段，也应实施所有辐射剂量最小化策略。在可能的情况下，应采用前瞻性心电门控进行采集。

15.3.5.1　常见 / 重要病变

CT 钙化积分用于确定冠状动脉钙负荷的评估，并根据先前计算的流行病学数据提供年龄和性别的风险评估。该检查不应单独使用。仅凭钙化积分扫描无法单独排除冠状动脉疾病，因为 Agatston 评分为零（0）并不一定等同于无疾病（Holvoet 等，2007）。钙化积分计算扫描通常与 CTCA 一起进行。

15.3.6　成像方法

15.3.6.1　预扫描

由于检查将采用心电门控技术，患者应按照供应商的建议将心电门控导线置于胸部。这通常涉及至少置于右上（置于右锁骨中线上）、左上（置于左锁骨中线上）、左下（置于前方的下肋缘上）。

15.3.7　患者定位

患者应仰卧，手臂伸过头顶。

15.3.8　扫描计划

定位像应包括整个纵隔。

扫描范围应包括从隆突到心底部以下。视野应包括整个心脏侧面、胸骨前方和降主动脉后方。

对于大多数扫描仪，无论患者体型或其他因素如何，都必须采用 120kV 的电压。回顾扫描应采用 3.0mm 层厚重建图像。这些参数将确保扫描结果与历史数据一致，从而具有可比性。

15.3.9　扫描方案注意事项

由于钙化积分的目的是确定冠状动脉血管内的钙含量，因此在没有静脉对比剂的情况下进行钙化积分扫描。

重建后的图像应采用供应商专用的钙化积分分析软件进行复查。放射技师将检查这些预设区域的部位，并选择与右冠状动脉、左前降支动脉和回旋支动脉中的钙沉积相匹配的特定测定部位。

患者定位	足先进，仰卧，双臂举过头顶
	心电门控导联
定位像	头尾方向移动检查床，扫描线对齐肩部皮肤上缘。包括肋下缘（包括肋膈角）
扫描部位	采集：包括从隆突正下方到心尖下方
增强	无

续表

屏气	是 – 舒适的吸气后暂停呼吸（不要大幅度呼吸）
图像显示	软组织窗 / 纵隔窗
	窗口技术：窗位 40 ～ 60HU；窗宽 400 ～ 500HU
图像重建	根据 ECG 门控重建的图像，使心脏运动最小化
	轴位 3mm
	采用冠状动脉钙化分析软件进行回顾

每个被确定的包含冠状动脉钙化的区域随后会被汇总，以计算出一个容积和 Agatston 评分（Agatston 等，1990）。该评分可与流行病学数据相比较，从而确定患者相对于历史人群的总斑块负荷（Holvoet 等，2007）。虽然需要强调的是，这绝非判断患者未来发生缺血性事件风险的确定性检测，但它为转诊医生提供了重要信息，用于评估（需与胆固醇和生活方式等其他指标相结合）药物治疗在降低风险方面的价值。

15.4 CT 冠状动脉血管造影（CTCA）

近几十年来，CT 应用中最引人注目的进展或许体现在 CTCA（心脏 CT）的能力上。虽然冠状动脉 CT 成像的概念并不新鲜，但过去十年左右的技术进步已显著提升了冠状动脉及其他心脏结构的可视化效果。

15.4.1 常见 / 重要病变

CTCA 最常用于排除冠状动脉疾病，其在门诊人群中出色的阴性预测值赋予了其重要意义。它也用于胸痛的病因排查。

15.4.2 成像方法

15.4.2.1 预扫描

心脏 CT 的前期准备工作至关重要。必须注意确保患者的心率适合进行 CTCA。最佳心率在 65 ～ 70bpm 之间。患者的准备工作应包括在检查前至少 12 小时内避免摄入咖啡因。建议患者在扫描室外插套管针，并事先连接心电导联线。这可能有助于减少患者可能产生的任何焦虑，以及对心率的相关影响。

在对患者的心率和血压进行初步评估后，放射科医生将根据这些结果及其他因素决定患者是否需要在扫描前服用降心率药物。在这种情况下，最常用的药物是 β 受体阻滞剂，可根据偏好选择静脉注射或口服给药。口服药物需患者在扫描前等待约 1 小时，以确保药物充分发挥作用。静脉给药因起效更快而可能是优选项，但有证据表明其可靠性不及口服途径。对 β 受体阻滞剂禁忌的患者可接受窦房结抑制剂治疗。此外，部分医疗机构可能会使用钙通道阻滞剂。了解患者扫描前的心率对于确定最佳扫描方案至关重要。

15.4.3 患者定位

患者应仰卧于扫描床上，双臂伸展过头顶。需注意确保心电图导联妥善放置，以免干扰扫描床移动、注射器线路或引起患者不适。应该花时间与患者沟通，确保他们理解检查内容及自身需配合的事项。除常规 CT 扫描说明（如对比剂使用、口头同意）外，还应向患者详细讲解关于检查的预期情况。

- 检查的说明；
- 检查的持续时间；
- 保持安静的重要性；
- 心电门控的目的，以及为什么需要用心电门控导线；
- GTN 给药的目的以及不良反应（以及 β 受体阻滞剂，如果在检查床上给药）；
- 碘对比剂的目的以及不良反应；
- 屏气指令的长度和时机；
- 患者可能还有的任何其他问题。

15.4.4 扫描计划

所选方案的具体情况将取决于 CT 扫描仪的型号规格。然而，在制定 CTCA 计划时有几个共同的步骤。扫描图像应包括整个肺野。

针对冠状动脉树的专用扫描范围，将从隆突远端几厘米处延伸至心脏基底部。如果在 CTCA 检查同时进行钙化积分测定，则应记录并复现最近端和最远端层面的 Z 轴位置。

如果患者曾接受过冠状动脉搭桥手术，或需将主动脉弓纳入扫描范围，则应扩大扫描区域至近端胸骨切迹。这样做有助于观察锁骨下动脉，并提供内乳动脉移植血管通畅性的证据。

视野范围需横向覆盖心脏，并应能清晰显示前方的胸骨和后方的降主动脉。根据扫描指南（Abbara 等，2016），建议额外重建肺部视野以评估心外发现。

扫描中包含的时间序列填充量需要得到妥善处理。现代扫描技术能够辅助这一决策过程，而各医疗机构将根据自身情况制定判断依据。然而，必须谨慎确保遵循 ALARA 原则（合理可行尽量低原则），仅在高心率或显著心律不齐导致重大风险显著增加时，才适当延长填充时间。一般而言，填充通常应涵盖舒张末期时间窗，通常在 70% ～ 80%。对于心律极度不规则的病例（如房颤患者），可能需要扩展填充范围以包含收缩中期时间窗（30% ～ 80%）。对于当前一代扫描仪而言，应无需采用回顾性心电门控技术。

15.4.5 扫描注意事项

与 CTPA 一样，对比剂时机的确定既可通过常规的团注追踪技术实现，也可采用定时团注法。两种方法各有利弊。

患者定位	足先进，仰卧，双臂举过头顶
	心电门控导联

续表

定位像	头尾方向移动检查床，扫描线对齐肩部皮肤上缘，包括肋下缘（包括肋膈角）
	先进行 CT 钙化积分采集
扫描部位	CTCA 采集：包括从胸锁关节正上方到心尖下 2cm
增强	是 – 对比剂到达主动脉根部的时间（团注时间）
屏气	是 – 舒适吸气后暂停呼吸（不要大幅度呼吸）
图像显示	软组织窗 / 纵隔窗
	窗口技术：窗位 40 ～ 60HU；窗宽 400 ～ 500HU
图像重建	根据 ECG 门控重建的图像，使心脏运动最小化
	轴位
	然后进行多平面和三维重建，以显示每支冠状动脉血管

15.5　CT 门控主动脉造影

CT 主动脉造影是一项有价值的检查，可以在有或没有心电门控的情况下进行。前者更适合对主动脉根部进行更有用的评估，尤其是在高度怀疑夹层的情况下。

15.5.1　常见 / 重要病变

CT 主动脉造影通常用于排除或确定主动脉夹层、狭窄、缩窄或动脉瘤的程度。主动脉扫描通常适用于有复杂血管病史、结缔组织疾病（如马凡综合征）、动脉炎（主动脉血管炎）或其他生活方式风险因素（糖尿病史、吸烟史等）的患者。

主动脉夹层可分为创伤性或非创伤性两类。出现非创伤性夹层的患者可能有各种各样的表现体征和症状，目前尚无经过验证的非影像学检查可用于评估发生夹层的可能性。有夹层风险的患者可能会出现"撕裂性"胸痛，直至背部或下颌，左右肢体血压差异显著，四肢冰冷或变色、恶心、头痛或呕吐、晕厥（Strayer 等，2012）。然而，这些都不是夹层的特异性指征。

由于主动脉位于中心位置，患者也可能出现卒中或心肌梗死的症状。识别主动脉夹层属于一种医疗紧急情况，应立即进行紧急处理。

15.5.2　成像方法

15.5.2.1　预扫描

心电门控导线应连接到患者。

15.5.2.2　患者定位

患者应仰卧，并在可能的情况下足先进。应注意不要过度伸展患者的手臂，以免降低对比剂流入头臂区域的效率。

15.5.3　扫描计划

扫描的性质将决定扫描范围的大小。例如，偶尔心脏科转诊的主动脉检查可能仅需包含胸主动脉部分。此时，扫描范围应延伸至横膈，以确保心脏被涵盖其中。然而更常见的情况是，需要对整个主动脉进行扫描。此类扫描应从肺尖上方开始，直至耻骨支下方结束，以便完整显示主动脉供血的主要动脉结构，包括颈部颈总动脉起始部、锁骨下动脉以及下肢股总动脉。对于某些主动脉病变（如夹层）的分类，必须包含这些解剖结构以评估病变严重程度。

扫描范围应包括胸部及腹部至皮肤线，若无法实现，则应至肌肉线。

15.5.4　扫描方案注意事项

应考虑在 CT 血管造影前立即进行平扫，这有助于识别与胸主动脉瘤性夹层相关的细微壁内或心包血肿（Holloway 等，2011）。如果使用双能量扫描仪，应考虑纳入虚拟平扫数据集。

CT 主动脉造影通常采用静脉注射对比剂。为确保主动脉充分显影，注射流速需维持在 3 ~ 5mL/ 秒。为此，应置入 18 或 20 号套管针（理想位置为右肘前窝）。

应进行重建，并可以包括最大密度投影（MIPs），以更好地显示细小血管。应使用血管窗设置充分区分钙化与对比剂。容积再现图像也有助于确定狭窄或阻塞区域。曲面多平面重建（MPRs）同样可提供额外的信息。

（译者：潘嘉仪　王　骏　王晶艳　许　静　李佳璇　王冬翠）

参考文献

Abbara, S., et al. (2016). SCCT guidelines for the performance and acquisition of coronary computed tomographic angiography: A report of the Society of Cardiovascular Computed Tomography Guidelines Committee: Endorsed by the North American Society for Cardiovascular Imaging (NASCI). J Cardiovasc Comput Tomogr 10(6) 435–449.

Agatston, A. S., et al. (1990). Quantification of coronary artery calcium using ultrafast computed tomography. J Am Coll Cardiol 15(4) 827–832.

Bauer, S., B., Beeres, M., Wichmann, J. L., Bodelle, B., Vogl, T. J. and Kerl, J. M. (2012). High-pitch dual-source computed tomography pulmonary angiography in freely breathing patients. J Thoracic Imag 27(6) 376–381. doi:10.1097/RTI.0b013e318250067e.

Chaturvedi, A., et al. (2017). Contrast opacification on thoracic CT angiography: challenges and solutions. Insights Imag 8(1) 127–140.

Gotway, M. B., M. M. Freemer and T. E. King, Jr. (2007). Challenges in pulmonary fibrosis. 1: Use of high resolution CT scanning of the lung for the evaluation of patients with idiopathic interstitial pneumonias. Thorax 62(6) 546–553.

Holloway, B. J., D. Rosewarne and R. G. Jones (2011). Imaging of thoracic aortic disease. Br J Radiol 84(3) S338–S354.

Holvoet, P., et al. (2007). The relationship between oxidized LDL and other cardiovascular risk factors and subclinical

CVD in different ethnic groups: The Multi-Ethnic Study of Atherosclerosis (MESA). Atherosclerosis 194(1) 245–252.

Moore, A. J. E., et al. (2018). Imaging of acute pulmonary embolism: An update. Cardiovasc Diag Ther 8(3) 225–243.

Popper, H. H. (2016). Progression and metastasis of lung cancer. Cancer Metast Rev 35(1) 75–91.

Strayer, R. J., P. L. Shearer and L. K. Hermann (2012). Screening, evaluation, and early management of acute aortic dissection in the ED. Current Cardiol Rev 8(2) 152–157.

第 *6* 部分

影像学评价

第 16 章

CT 图像解读概述

目录

16.1　引言

　　本章提供的背景知识有助于 CT 放射技师解读他们拍摄的 CT 图像。放射技师在操作过程中观察 CT 图像时，需要对理想的体位进行初步解读。放射技师可以查看图像，并协助识别是否需要进一步成像或更改成像方案。英国放射技师协会在界定 CT 放射技师职责的文件中强调，CT 放射技师必须积极主动，以确保他们为患者和转诊的临床医生提供有效的服务（Johnson，2017）。为了实现这一目标，所有 CT 放射技师都需要掌握提供以患者为中心、安全和高效的服务技能。因此，所有 CT 放射技师都必须了解 CT 成像的模式识别原理、横断位解剖和生理学，以及临床病史在 CT 检查中的应用。

　　CT 成像包括创伤、癌症治疗的诊断和计划、心脏疾病诊断、骨科成像和脑部病变。这些内容将在后续章节中进一步讨论。本章概述了所有 CT 图像都应采用的图像判读方法。

　　本章的学习内容包括：

- 了解系统性图像解读方法的必要性；

- 了解横断位解剖；
- 了解体内病变的程度及其意义；
- 了解 CT 成像的正常和异常模式；
- 了解每个解剖部位的正常变异；
- 了解与 CT 检查相关的临床病史。

在解读图像时，可以使用模式识别。Corr（2001）将模式识别定义为：能够识别图像上的正常解剖和生理显示，以及那些可能表明病变显示的变化。

由此，我们可以理解，熟悉所有解剖结构的正常显像是必须的。没有这些知识，进行图像解读将面临巨大的挑战。要想熟练掌握图像解读，就必须花尽可能多的时间观察正常和异常的 CT 图像，这是非常重要的。图像解读是无法通过传统的教学方式传授的，书本只能提供解读图像的工具，但只有经验才能提供比较正常和异常图像的心智图像。而经验一般只能通过实际工作积累。因此，视觉经验能使知识变得具体，正如 Higgs 和 Jones（1995）所述，"模式识别需要对比解剖和病变的心智图像模式，从而得出诊断意见"。本书提供的信息将为提高你在临床实践中有效解读和评估图像提供指导。

16.2　临床病史

放射技师在进行任何检查之前可能需要考虑患者的临床病史。然而，对于 CT 扫描，首先考虑临床病史尤为重要（Davies 等，2018）。CT 扫描会产生高剂量的辐射，因此，每次检查必须始终是合理的（Lampignano 和 Kendrick，2021）。此外，对比剂的口服或静脉注射通常也由临床病史决定，针对特定病变的临床病史将在以后的章节中讨论。

作为放射技师，在没有全面了解临床病史的情况下，就不能进行放射检查。另外，重视与患者进行言语和非言语交流将有助于放射技师对其临床病史的理解。放射技师可以通过言语交流了解患者的发病情况、可能的病因及病程（Maizlin 和 Somers，2019）。非言语交流可关注患者的外貌，因为有许多可见的疾病体征不应被忽视，如他们是否看起来苍白、潮红、能否保持安静、身体的一侧是否受到影响等。

放射技师与患者沟通具有非常重要的作用，而且患者也更愿意与放射技师诉说身体状况，此时，放射技师应当记下患者所提供的信息，这将有助于后期对该患者进行病情诊断。临床病史与病变结果之间应该存在相关性（Brady，2017）；因此，在不了解患者临床病史的情况下不宜进行评估。以前，放射技师在医学知识培训方面的缺乏被视为是理解临床病史和病变之间相关性的知识缺口（Donovan 和 Manning，2006），而现在经过专业培训后，行业内已认可放射技师在成像模式方面的专业性和学术交流的高水平性。

16.3　系统方法

在解读 CT 图像时，每次都必须使用一套相同的系统化方法至关重要。在图像的评估中应该保持一致性。当提到"系统"一词时，Collins 词典将其定义为：系统是一种遵循固定的计划或规则工作、组织或做某事的方式（https://www.collinsdictionary.com）。如果你有一套系统方法来评估图像，你将不会陷入一些误区，而这些误区可能多数是在使用更随意的非特定方法来查看图像时出现的。其中包括"漏查"和"管状视野"等问题。本章稍后将详细讨论这些问题。

　　人类往往倾向于看到他们想看到的东西，有时不总能察觉到表象中的细微差别。因此，系统化的方法可以克服这一缺陷，使观察者能够有条不紊地审视整个结构。严谨的流程将提升准确性。使用缩写词有助于确保每次遵循相同的步骤。Chan（2013）提出的 ABCDES 图像解读法是一个很好的入门方法。Chan(2013)描述的方法可能需要调整，但简单的缩写词非常实用。该缩写词并非在所有身体部位或系统都可以完全一致地使用，但 ABCDES 为记忆图像解读方法提供了便捷途径。其中"A"具有放射学领域所有部位和模态通用的共性要素——在结合临床病史进行影像解读前，充分性（Adequacy）和解剖结构（Anatomy）始终是首要的分析要点。下文将首先探讨这两个方面，作为图像分析的切入点。

16.3.1　充分性（Adequacy）

　　与任何成像技术一样，确认患者的身份至关重要，以确保患者的数据与转诊信息相符。CT 图像应根据患者的姓名和识别号码（如医院编号）进行检查，图像上会显示患者的出生日期和年龄，这些信息应该再次得到确认，并且在考虑和鉴别病变时非常有用，因为某些病变在某些年龄组中更为普遍。年龄还有助于识别解剖学和解剖结构的定位。CT 图像上也提供了性别，这也有助于确定与性别相关的病理类型，自然也有助于确定男性和女性生殖器官的解剖结构。

　　当评估 CT 图像的充分性时，应检查患者的体位，以确定兴趣区是否包括在检查中。在CT 扫描的情况下，重要的是要确定患者的扫描方式，以及患者是以仰卧位还是俯卧位被扫描的。患者的体位将影响解剖标记点的定位，尽管在 CT 方案中已预先设定了解剖标记点，但仍会受到人为错误的影响。例如，CT 放射技师对俯卧的患者错误采用了仰卧扫描方案。患者的体位必须与解剖标志相对应，并在继续评估之前进行确认。当考虑患者的体位时，这将影响患者体内任何液体水平的显示及其呈现方式。

　　如果注射了对比剂，则应在图像上加以标识，并在成像中捕捉到正确的相位。同时，也需要考虑移动的因素影响：扫描过程中患者是否存在任何移动，这对于胸部和腹部检查尤为重要。图像上的伪影：它们是否影响图像质量，是否可以去除。如果不能，是否可以调整扫描方案，以便更好地显示解剖结构。

16.3.2　解剖学（Anatomy）

　　在进行图像解读时，应该深入了解所检查部位的解剖结构。对于 CT 而言，这意味着横断面解剖在解读图像时非常重要。在考虑横断面解剖时，还必须了解器官的正常方位，以及特定解剖结构在人体中应该显示的层面。前几章中，已经讨论了横断面解剖。在查看 CT 图像时，可将其作为参考依据。在 CT 扫描中看到器官的正常位置、轮廓、密度和方位将有助于识别异常情况。

　　如果你正在解读胸部或腹部影像时，了解该结构的正常位置和解剖层次，将有助于向临床医生说明你所看到的变化及其在正常模式下的位置。如果我们观察下图中的结构，并考虑在特定层面上看到的解剖关系，就会明白这一要求的必要性。

在图 16.1 中，可以看到两侧肾脏。左肾在肾盂处显示清晰，但由于右肾在解剖学上略低于左肾，右肾盂没有显示。结论应为肾脏方位正常，然后还可以评估肾脏大小是否在正常范围内。图 16.1 中还显示了肝脏右叶和胆囊。此外，还可以看到一部分大肠和腹主动脉。根据正常腹部的这些信息，可以看到椎体是第 2 腰椎。例如，当我们观察腹主动脉瘤时，可以根据所观察到的周围解剖结构来确定异常的位置。在解读图像时，位置是提供书面或口头描述的关键。定位像还可以帮助我们确定所观察到的解剖层次，因为我们可以根据定位像确定图像的方位，尤其是在发现病变或异常的情况下。

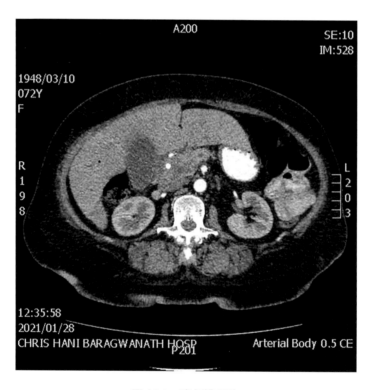

图 16.1　腹部横断位

16.3.2.1　窗位 / 窗宽

在解读图像时，必须调整窗位和窗宽，以确保观察者识别不同的解剖结构。许多程序和方案的窗位和窗宽都是标准化的。窗位会影响图像的亮度，窗宽则会改变图像的对比度。每次检查的平均窗位和窗宽见表 16.1。

虽然这些是推荐的数值，但可能有必要根据患者的体型和病变情况调整这些窗宽 / 窗位数值。

表 16.1　CT 检查的窗宽和窗位

检查部位	解剖部位	窗宽	窗位
胸部	肺	1500	600
	纵隔	350	50
腹部	软组织	400	50
	肝脏	150	30
脊柱	软组织	250	50
	骨	1800	400

16.3.2.2　重建

与传统成像相比，CT 成像的优势在于图像能够以不同的格式重组。如果对轴位平面存在疑问，不同的重组技术也可以辅助识别解剖结构。多平面重组的运用为解读图像提供了不同的视角。与传统放射学的附加视图类似，三维图像或最大密度投影或容积再现图像可提供诊断意见所需的额外信息。

在传统放射学中，我们提到 CT 需要两个视图，而重组的图像可提供与第二个视图类似的信息。CT 技术使放射技师能够在不同平面上进行重建，轴位扫描可通过矢状位或冠状位的重建得到增强。因此，如果你对诊断不确定，可以考虑重组以协助作出报告。

16.3.2.3　CT 值

对于 CT 放射技师而言，另一个有用的工具是使用亨斯菲尔德单位（HU 值）来识别肿块或结构。表 16.2 提供了各种组织类型的平均 HU 值。

表 16.2　各种组织类型的 CT 值

组织类型	CT 值（HU）	组织类型	CT 值（HU）
气体	−1000	脑脊液	15
肺部	−700 ～ −500	血液	30 ～ 45
软组织	−300 ～ −100	肌肉	10 ～ 40
脂肪	−100 ～ −50	肝脏	40 ～ 60
水	0	骨骼	700 ～ 3000

HUs 值可帮助解读图像，并可区分良性和恶性结构。HUs 还可以协助骨密度测量。

现在已经讨论了所有检查和模式所共有的图像评估的两个方面，即充分性和解剖结构，下面将简要介绍其他相应字母的含义；进一步的细节将在后续章节中说明。

A

根据检查的不同，A 可以代表图像评估的不同方面。如果检查在胸部，A 则代表气道

（airway），因为气道的位置和通畅性对于胸部至关重要。如果在腹部，A 则代表气体（air），因为腹腔内的游离气体表明存在异常。最后，在评估肌肉骨骼图像时，A 代表对线（alignment），如骨折的对线（对位、对线、对轴）。此外，关节的对线情况也可以从可能存在的脱位、关节间隙变窄或变宽等角度进行评估。

B

在胸部 CT 检查中，B 代表呼吸（breathing），以评估肺野是否存在异常。对于两个肺野的肺部或两个半球的大脑，始终考虑结构的对称性是很重要的，这一点将在特定解剖部位中会进一步讨论。

腹部 CT 可以发现肠道气体（bowel gas），即 B。这对于确定腹腔内的气体 / 液体含量以及肠梗阻或腹水导致的肠管扩张非常重要。

对于肌肉骨骼的影像评估，B 代表骨骼（bone）及其任何变化，如骨膜反应、骨折和骨折类型。

C

在胸部或腹部 CT 中，C 代表循环（circulation），是图像评价的一个重要方面，这也取决于是否使用了对比剂。再次评估血管和血流时，必须重新复查血管结构并了解血流情况。

钙化（calcifications）对于了解正常和异常表现非常重要。在腹部，钙化通常是结石，例如胆结石、肾结石和尿路结石，这些都具有病理学意义。不过，诸如盆腔静脉石这类钙化，则是常见的正常血管钙化现象。下面举例说明如何区分钙化血管的正常形态与输尿管或膀胱钙化的表现。

此外，钙化应与患者的年龄结合起来考虑，因为在人的自然寿命中，某些结构更容易发生钙化。例如，腹主动脉钙化、肋间软骨钙化和骨质增生。

在肌肉骨骼系统中，应始终对骨的皮质（cortical）轮廓进行评估。在病理情况下，皮质边缘可能消失或增宽。

D

在对胸部进行评估时，应通过 CT 专门检查膈肌（diaphragms），因为通过膈肌的横断面表现，可以评估其他器官是否疝出。胸腔积液可通过 CT 扫描进行评估，与传统的胸部 X 线片相比，CT 上可以看到更少的积液，这也同样可以得益于膈肌横断位显像的优势。如果需要评估膈肌的整个跨度，那么在不同平面上对图像进行重建将有所帮助。请务必记住半膈的正常结构，右半膈高于左半膈。

当评估肌肉骨骼系统时，应考虑骨骼密度（density）的变化。再次强调，在考虑异常表现之前，首先要了解和掌握骨骼的正常显示。骨密度的增加可能是硬化性改变和骨质增生的表现。骨密度降低则表现为透亮区。

E

应评估在图像上看到的额外信息（extras），如线条。此时需要了解线条的位置。这一点在胸部尤为重要，但也可能与腹部有关。

S

所有 CT 图像都应评估软组织（soft tissue），寻找肿胀、组织中的气体和钙化。还应评估组织的对称性。

16.4　正常与异常及正常变异

从模式识别的初步定义中可以看出，对正常状态的理解至关重要。通常，正常组织远比异常组织更难以准确判断。因此，对正常 CT 图像的评估也将提供视觉记忆，以便比较每张图像。正常变异，如肺奇叶，可能与病理表现相似。在腹部评估中，由于患者身体的体型不同，腹部内器官的位置和大小会有所不同。当考虑脊柱节段的病变时，应将第六腰椎或颈肋等因素纳入考量，所有这些都会影响图像评估的准确性。

16.5　图像读取失败

在图像评估方面，重要的是始终着眼于整个图像，不要有"管状视野"。已有研究表明，搜索不足是影响放射技师图像评估的一个因素。这意味着一旦发现异常，图像评估就会终止。此外，新手扫描图像的方式被证实为倾向于只盯着图像中心，而不进行全面观察（Donovan 和 Manning，2006）。放射技师应采用环形扫描法，以确保观察者看到整个图像（Donovan 和 Manning，2006）。因此，需要训练眼睛围绕图像的整个圆周移动，以确保没有遗漏任何细节。

16.6　报告所用语言

最后但同样重要的是，如果你正在进行影像评估，就需要将这些发现有效地传达出去。放射技师经常会遇到这样的问题，由于词汇匮乏，报告的组织或结构难以解释，临床医生无法理解其所使用的语言（Brady，2017）。因此，可以使用一个模板来标明胸部和腹部的器官系统，以帮助新手报告他们的图像评估结果（Brady，2017）。Brady（2017）的研究指出，影像报告要辅助患者诊断和治疗应满足以下要求：就异常的根本原因提供专业意见，并就有利于患者诊断的其他检查提供指导。

在进行图像评价时，已经提到了经验的必要性。观察经验丰富的放射技师和放射学家的方法可能会有所帮助。但是，为防止过于疲劳，评估图像所花的时间是有限度的。文献表明，放射医师要想保持读片的高质量，每天最多只能报告 20 套 CT 检查（Brady，2017）。因此，在积累经验与保证经验质量之间需要合理分配时间。

16.7　结论

总之，应当通过采用系统化的复查工具，使得每次使用相同方法进行图像评估是重要的。训练自己快速浏览图像的能力，以优化捕捉图像中所有细节的能力。在开始评估前，务必核对患者的病历资料是否与图像相匹配，并已掌握患者的临床病史。为了提高自己的技能，请尽可能多花时间观察图像、观察他人操作并学习他们的经验，并找一位导师来帮助你处理疑难病例。不断练习虽然不能臻于完美，但它能让你对自己的能力建立信心。

（译者：丁玲玲　王　骏　王晶艳　乔洪梅　刘　静　黄启祺）

参考文献

Brady, A.P. (2017). Error and discrepancies in radiology: Inevitable or avoidable? Insights in Imaging. Vol 8. doi:10.1007/s13244-016-0534-1.

Chan, O. (2013). ABC of Emergency Radiology. 3rd ed. BMJ Books, London.

Corr, P. (2001). Pattern Recognition in Diagnostic Imaging. World Health Organization, Switzerland.

Davies, S., George, A., Macallister, A., Barton, H., Youssef, A., Boyle, L. & Sequeiros, I. (2018). "It's all in the history". A service evaluation of the quality of radiological requests in acute imaging. Radiography. Vol 24, 252–256.

Donovan, T. & Manning, D.J. (2006). Successful reporting by non-medical practitioners such as radiographer, will always be task-specific & limited in scope. Radiography. Vol 12, 7–12.

Higgs, J. & Jones, M. (1995). Clinical Reasoning in the Health Professions. Butterworth. Heinemann, Oxford.

https://www.collinsdictionary.com

Johnson, L. (2017). The Role of the Radiographer in Computed Tomography Imaging. Society of Radiographers. https://www.sor.org/learning/document-library/role-radiographercomputed-tomography-imaging.

Lampignano, J.P. & Kendrick, L.E. (2021) Bontrager's Textbook of Radiographic Positioning and Related Anatomy. 10th ed. Elsevier Inc. St Louis.

Maizlin, N.N. & Somers, S. (2019). The role of clinical history collected by diagnostic imaging staff in interpreting of imaging examinations. JMIRS. Vol 50. Issue 1. doi:10.1016/j.jmir.2018.07.009.

第 17 章

头部 CT 图像评价

目录

17.1　引言

尽管磁共振成像（MRI）技术在不断进步，而且扫描设备日益普及，但计算机断层扫描（CT）

仍是大多数医院颅内成像的关键技术，尤其在紧急的情况下。CT 能为绝大多数颅内病变提供快速且高度精准的诊断，因此其在临床诊断上具有重要价值。在进行头部 CT 扫描时，需细致检查众多内部结构以避免遗漏任何大小病变。与所有影像评估标准一样，掌握解剖知识并识别正常结构至关重要。颅脑的三大主要结构包括大脑、小脑和脑干。这些结构可进一步细分。大脑分为两个半球，内含额叶、颞叶、枕叶和顶叶。大脑表面称为皮质，呈现褶皱外观，每个皮质褶皱称为脑回，褶皱间的"沟槽"称为脑沟。可以看到白质纤维束将各脑叶彼此连接，并连接到脑部其他区域。此外，大脑深部还可见下丘脑、垂体、松果体和基底节等结构。颅脑包含充满液体的腔室，即脑室，其中两个是侧脑室（大脑两侧各一），第三脑室位于脑部中线，第四脑室则位于小脑。侧脑室内可见脉络丛，负责产生脑脊液（CSF）。脑脊液流经各脑室和颅脑周围，分布于蛛网膜下腔、脑池和脊髓内。

　　小脑是位于大脑下方的一个结构，体积明显较小。脑干由中脑、脑桥和延髓组成，向下延伸为脊髓。大脑和脊髓被三层称为脑膜的膜状组织所覆盖，这三层通常分别称为硬脑膜、蛛网膜和软脑膜。硬脑膜是最外层，紧贴在颅骨内面，由骨膜层和脑膜层两层构成，两者在形成静脉窦时融合或分离。在进行头部 CT 扫描时，最重要的两个褶皱是大脑镰和小脑幕——大脑镰将大脑分为两个半球，小脑幕则将大脑与小脑分隔开。蛛网膜是一层覆盖整个大脑的网状薄膜，硬脑膜与蛛网膜之间的间隙称为硬膜下腔，在病理检查中需鉴别病变位于硬膜下还是颅内。最内层的结缔组织——软脑膜紧贴大脑表面，包裹着血管。蛛网膜与软脑膜之间的空隙称为蛛网膜下腔，内含脑脊液，起到缓冲和保护大脑的作用。脑部血液供应主要通过颈内动脉和椎动脉输送：椎动脉为小脑和脑干供血，颈内动脉则主要供应大脑。椎动脉分叉形成基底动脉，基底动脉与颈内动脉在颅底相互连接，构成所谓的 Willis 环。对于脑卒中等病变，明确受累血管有助于判断脑部受损区域。脑静脉循环与动脉系统不同，静脉窦是静脉血的主要汇集处，血液最终汇入颈内静脉。上矢状窦和下矢状窦引流大脑血液，海绵窦则引流颅底前部血液。所有静脉窦最终均汇入乙状窦，经颈静脉排出。

　　颅骨包裹着大脑，起到保护结构的作用。它由八块沿着骨缝线融合的骨组成（不要与骨折相混淆）。这八块骨骼包括额骨、顶骨、颞骨、蝶骨、枕骨和筛骨。其他结构有时在头部扫描中可见，且值得注意的包括但不限于：上颌骨、颧骨、鼻骨、下颌骨、乳突气房、枕骨大孔以及各鼻窦（上颌窦、额窦、筛窦和蝶窦）。在颅骨内部，有三个区域常用于描述脑部病变的位置：前颅窝、中颅窝和后颅窝。进行头部 CT 扫描时，不应扫描眼眶、颈部及其他软组织结构；然而，根据患者的情况，如果扫描范围包含这些区域，可能需要评估其中可见的结构。解读头部扫描并无固定方法，但需全面观察上述所有内部结构，并通过轴位、矢状位和冠状位平面进行分析。在评估头部扫描前，了解各结构应有的密度表现很有帮助。例如，脑脊液会呈现黑色，而白质应显示为灰色。同时，应熟悉描述结构放射密度的亨氏单位（Grumme 等，1998，第 6 页）。作为初学者，熟练掌握"正常头部 CT 表现"的基准至关重要，需注意年龄等因素会影响大脑外观及其是否可被视为正常。一旦对颅脑主要结构有了充分了解，便可开始细致检查扫描图像以寻找病变。一个良好的起点是首先快速扫描整个图像，观察颅脑两侧并寻找对称性。若沿大脑镰中线画一条假想线，它应将侧脑室平分为两半。大脑半球两侧应完全对称，无任何一侧向对侧推移的情况。若出现向对侧推移的现象，称为中线移位，通常由病变引起。对称性病变极为罕见，这将成为我们首要关注的切入点。

　　然后，我们可以开始观察不同的脑叶：额叶、颞叶、顶叶和枕叶。在观察每个脑叶时，需注意其他结构，如脑沟、脑回和白质（呈现灰色）。细致、准确评估脑室系统并关注脑室的大小和形状至关重要——它们是否对称、扩大、缩小或密度异常？白质也应清晰可见，尤其要关注基底节（尾状核、壳核和苍白球）及丘脑。这些结构有时难以显示，但应保持清晰对称。接着，检查脑脊液结构，包括脑池和蛛网膜下腔，确保它们可显示、对称且无受压或病理表现。观察脑部血液供应同样重要，虽然细小血管未必总能显示，但应能识别基底动脉、Willis 环和矢状窦。通过对比既往影像并结合解剖知识，注意这些血管的密度、形态和大小，以识别任何病理变化。此后，我们转向观察小脑和脑干，此处应能清晰看到与脑脊液腔的对称性，两侧结构一致。特别应注意枕骨大孔和小脑，应可见枕骨大孔内的脑脊液腔，而非小脑完全占据。第四脑室也位于小脑内，但常规检查时还需检查整个脑室系统，并追踪其在大脑中的路径以识别病变。在这个阶段，大多数结构已评估完毕，因此我们的观察转向颅骨、眼眶、鼻窦及乳突气房。鼻窦和乳突气房应充满黑色的气体，并对应其相应的 HU 值；然而，如果针对这些区域怀疑存在病变，头部 CT 扫描并非最合适的成像方式，此时应采用专业检查方案。颅骨应在骨窗条件下观察，可能显示骨折或病灶，表现为溶解性或致密性改变。需注意区分颅骨缝与骨折线。眼眶并非常规扫描部位；但如果包含在扫描范围内，应检查其对称性。眼球应保持圆形，视神经、眼上静脉及直肌应清晰可见。若一侧出现明显差异，则可能提示病变存在。

　　在查看头部 CT 扫描时，至关重要的一点是，病变在其相应的窗宽窗位技术下才能得到最佳显示。例如，颅骨病变——骨窗（W 2500HU，C 480HU）；脑卒中窗（W 40HU，C 40HU），出血（W 170HU，C 70HU），颅内积气（颅腔内气体），肺窗（W 1500HU，C –500HU）。脑内可能发生的病变种类繁多，已超出本章讨论范围。本章将解释一些较常见的病变，包括出血、脑卒中、占位性病变、梗阻性脑积水、动脉瘤、颅骨骨折及萎缩性改变。解读脑部病变时，仅凭临床症状往往难以准确评估病变，其原因是无论观察到什么样的脑内病变，患者的症状都取决于病变在脑内的位置及其与脑组织的相互作用。某些潜在脑病变的影响表现为中线移位及周围结构的受压 / 占位效应；也可能出现脑积水伴小脑扁桃体疝入枕骨大孔及水肿。在报告头部扫描结果时，如果发现病变，应结合上述表现进行恰当描述，以指导患者的治疗 / 预后判断（Xiao 等，2010）。例如，如果是因占位性病变引发脑水肿，短期内可以使用类固醇药物减轻水肿、缓解症状，然后再制定后续治疗方案。描述病变时需说明结构特征，如不规则形态或密度——高密度（比周围脑组织更亮）；等密度（与周围脑组织相同）；低密度（比周围脑组织更暗）。若已检测到病变，不可因满足于已发现的结果而假定不存在其他病变，需确保"搜索的彻底性"（Ashman 等，2000）。应该始终提醒自己一个关键问题：我是否确认扫描中未遗漏其他病变？是否已全面检查了所有结构？

17.2　撰写报告

　　每位从业者在撰写报告时都会有不同的方法。根据经验，有些人会撰写简短的报告，只提及关键发现，例如："无颅内 / 轴外出血，无占位性病变，无急性梗塞。无急性发现。"而有些人的报告可能会更详细地描述具体结构，例如："脑室系统形态正常。脑池、脑沟及脑室清晰。灰白质分界明确。"撰写报告时，需重点考虑临床问题是否得到解答——单凭 CT 能否解决该问题？如果 CT 对某些病变的检出能力不足，是否应考虑采用其他影像学检查手段？接下来，报告应明确扫描结果是否正常或存在异常发现，这些发现可能是意外获得的。报告者还需注意措辞清晰，避免临床医师解读时产生歧义。需谨记，这是具有法律效力的文件，核心在于以不易被误读的方式传达结果。如果发现病变，准确描述其特征对确立明确诊断至关重要。某些情况下可酌情提供鉴别诊断，但须确保报告表述一致，因为模棱两可会引发混淆。如果发现紧急情况，必须记录专科转诊需求，通常在报告结尾（或结论部分）特别说明。在观察发现紧急情况时，报告者应考虑立即与临床医师或科室沟通。当报告因复杂病变而异常冗长时，提供重点突出的精简结论有助于防止临床医师或其他医疗专业人员遗漏关键信息。

17.3　放射学误差

放射学中的错误并不罕见，因此，减少错误对于减少相关的发病率和预防患者发生潜在问题至关重要（Croskerry，2003）。医学领域存在三大类错误：无过失错误、系统错误和认知错误（Graber 等，2002）。认知错误是报告中最常见的错误之一，会导致数据收集或解读的失误（Graber 等，2002）。这类错误通常源于感知失误、技术不足、判断错误和 / 或知识缺乏等问题（Robinson，1997）。技术不足和知识缺乏可通过搜索策略及进一步病理学与影像表现教育得到改善。在感知与判断错误方面，临床信息、既往影像及报告的调用（或缺失）是一个关键因素。Leslie 等（2000）的研究发现，准确的临床信息能提升放射学报告质量，而错误信息则会损害整体报告的准确性。英国皇家放射医学院（RCR）承认，包括放射科医生在内的医务人员会犯错，但应建立有效流程确保错误不仅可以被识别，还能针对重复性错误采取改进措施。

17.4　出血

出血可被描述为颅内的血液，无论是新鲜的（急性）还是陈旧血液的残留（慢性）。这可能表现为轴内、硬膜下或位于蛛网膜下腔。在报告时，必须描述出血的位置，同时包括出血的多少和密度等其他特征。出血的原因可能多种多样，可能是由于创伤、高血压性出血性中风以及动脉瘤破裂所致。CT 上的急性出血表现为高密度（明亮），为 $50 \sim 80HU$（Grumme 等，1998，第 94 页）。出血时间越久，其表现越暗且密度越低（低密度）。应始终重点描述出血的表现，因为这有助于指导患者的治疗和管理。不同类型的创伤性出血包括硬膜外、硬膜下、颅内、挫伤以及蛛网膜下腔出血（SAH）。患者可能仅出现上述一种情况，或在某些情况下，同时出现所有类型的出血。

17.4.1　轴内出血

根据定义，这类出血是指脑实质内的出血。其成因多样，包括创伤、高血压及血管畸形等。在急性期，出血区域会呈现相对于周围脑组织的高密度影，且出血范围大小不一。出血面积越大，对脑组织产生的占位效应、中线结构移位及周围组织受压程度就越明显，从而显著增加致残风险（Emre Kumral 等，1995　）。此外，出血灶周围常可见低密度水肿带环绕，勾勒出稍低密度的区域。

17.4.2　硬膜外出血

硬膜外出血是指血液在颅骨内表面与硬脑膜外层（即硬骨膜内层）之间积聚。这类损伤最常见于颅骨特定点的直接外伤。通常，此类出血会伴随颅底骨折，因此骨骼检查至关重要。在多数情况下，这类出血呈双凸形，急性期表现为高密度影，随后在亚急性期逐渐转为等密度，慢性期则呈现低密度特征。

17.4.3　硬膜下出血

硬膜下出血 / 积液是指血液（急性 / 亚急性 / 慢性）或其他液体在硬脑膜与蛛网膜之间的硬膜下间隙积聚。这类病变通常表现为单侧，但也观察到双侧发生，累及大脑镰和小脑幕。其外观可能较为浅表，因此硬膜下窗技术仍具诊断价值。急性期硬膜下出血表现为均匀高密度的新月形占位，伴有轴外浓聚，其体积大小不一，可引发占位效应、中线结构移位及周围组织受压变形。部分病例可见高低混杂密度影，即所谓"慢性基础上的急性出血"征象（Runge 等，2015 年，第 40 ～ 41 页）。随着时间推移，血肿逐渐发展为等密度，进入亚急性期；最终演变为低密度的慢性硬膜下血肿。硬膜下出血的这些 CT 头部影像在不同阶段可能在大小、单侧或双侧表现上有所差异，但对颅脑的影响相似，包括占位效应、周围结构受压以及中线移位。还需注意的是，硬膜下积液可呈现混合密度，提示急性出血的存在。

17.4.4　蛛网膜下腔出血（SAH）

蛛网膜下腔出血（SAH）是指血液存在于蛛网膜下腔中。常见症状包括"雷击样头痛"，即表现为突发性的头痛，常被患者描述为"一生中最剧烈的头痛"。其成因可能涉及多种因素，最常见的原因是浆果状动脉瘤（小动脉瘤）破裂。其他原因还包括但不限于创伤、动静脉畸形、脑淀粉样血管病及静脉性梗死。CT 对 SAH 的检出敏感度取决于扫描时蛛网膜下腔中的出血量。如果头部扫描结果正常，可能需进行腰椎穿刺以检查脑脊液中是否存在血液。若无其他禁忌证（如小脑扁桃体疝），SAH 在影像上表现为高密度影，填充于脑内蛛网膜下腔结构中。由于动脉瘤破裂是最常见诱因之一，出血常位于 Willis 环周围或大脑外侧裂区域。治疗及预后取决于 SAH 的病因和严重程度。需特别注意的是，上述各类出血可能在同一扫描中同时被检出。

17.5　卒中

卒中是一种临床诊断，表现为神经功能缺损，推测其源于血管性病因（Kanekar 等，2012，第 63 页）。卒中可分为"出血性"与"缺血性"两类。出血性卒中常由未控制的高血压、脑淀粉样血管病或潜在病变（如血管畸形）等原因引发。Miller 等（2004）的研究发现，在美国超过 60% 的急性卒中患者在急诊初次检查时存在血压升高。缺血性卒中是临床上最常见的类型，表现多样。在急性情况下，疑似卒中患者主要采用 CT 成像，这源于 MRI 的可及性与安全性问题，尤其是当患者的临床病史可能未被完全掌握时。尽管如此，MRI 具有高度敏感性，通过多样化的成像序列能极佳地识别超急性缺血性梗死。CT 检查通常先进行平扫，随后进行颈动脉及 Willis 环的 CT 血管造影（CTA）。CTA 的优势在于临床医生能清晰观察到闭塞的动脉（Lev 等，2012，第 1 页）。部分医疗中心可能选择进行 CT 灌注检查，以确定是否还有未永久受损的脑组织。当发病时间不明时，此类检查对判断溶栓治疗是否仍有效具有重要价值。出血性卒中的影像表现与轴内出血相似，但其体积可大可小，急性期呈现高密度影并伴有轻度周围水肿。随着出血时间延长（或陈旧性出血），它会自然地转变为等密度，最后变为低密度。缺血性梗死可分为三个阶段——超急性/急性期、亚急性期和慢性期。

17.5.1　超急性/急性期

在此阶段需注意，CT 头部扫描可能显示正常，这并不意味着不存在缺血性梗死，而更可能是由于时间过早，在初次 CT 成像中难以发现。此类情况下，需结合临床表现及其他影像学检查，如 CT 血管造影、CT 灌注成像甚至 MRI 进行综合判断。特别值得注意的是，磁共振弥散加权成像（DWI）联合表观弥散系数对超急性期缺血性改变具有高度敏感性，在 DWI 上表现为高信号强度（Runge 等，2015）。这一阶段通常出现在症状初发后的数小时内。超急性/急性期的典型表现包括高密度血管征象，例如高密度大脑中动脉（MCA）和高密度基底动脉（Grumme 等，1998）。然而在上述情境中，高密度血管可能较难识别，因为它们在正常结果中仅呈现轻微高密度，因此准确/充分的临床信息至关重要。详实的临床资料和病史（如肢体无力部位）可提高诊断准确性。例如，如果患者出现左侧肢体无力，且影像学显示右侧 MCA 相对于其他血管呈高密度，这将是超急性期/急性期梗死的强有力指征。如果诊断者仍存疑虑，可测量可疑血管的 CT 值（HU），并与同一层面脑内其他血管进行对比——受累血管的 HU 值应较未受累血管轻微增高。其他征象包括灰白质分界模糊、脑沟消失、岛带征、豆状核轮廓模糊及外侧裂变浅等细微改变。低密度的楔形区域也可能与受累血管供血区相对应。总之，在此急性期内应细致观察脑血管，重点关注血管密度与形态特征。此外，应采用卒中窗技术寻找正常脑组织分界消失的迹象（无论多么细微），并与所提供的临床信息相互印证。

17.5.2　亚急性期

这一阶段对应于受影响脑组织 24～48 小时的变化，因此与血管分布区域相符，开始显现并呈现低密度。通常在平扫 CT 上更易于观察到。

17.5.3　慢性期

这一最终阶段将在卒中后数月内逐渐显现。慢性梗死的表现将与边界清晰的低密度区域一致，其显示类似于脑脊液。这类区域通常被称为脑软化，无论其最初是出血性卒中还是缺血性卒中所致。

17.6　脑肿瘤

关于脑内可出现的各种占位性病变，本章无法一一详述。因此，我们将重点讨论成人中最常见的几种脑肿瘤，特别是脑膜瘤、胶质瘤和脑转移瘤。值得注意的是，虽然某些脑肿瘤的预后优于其他类型，但所有脑肿瘤都具有潜在的生命威胁。当患者出现症状时，肿块已在颅腔内占据了足够空间，并侵占了大量脑组织。

17.6.1 脑膜瘤

脑膜瘤是一种原发性脑肿瘤，常被归类为第二常见的占位性病变。它们起源于脑膜和神经根的蛛网膜细胞。因此，根据定义，它们属于轴外病变，而不是轴内病变。这类肿瘤多见于硬膜表面附近区域，如额叶、顶叶、桥小脑角及大脑镰旁（Lockwood，2011）。此类病变具有非恶性、生长缓慢的特点，患者预后较好。由于生长速率缓慢，患者通常在晚年才出现相关症状。典型影像学表现为边界清晰的轴外圆顶状（穹隆形）病变，呈等 – 低密度影，内部常伴有钙化。静脉注射对比剂后，病灶应呈现强化并显示为高密度。根据病变大小不同，可能导致占位效应、周围结构受压及中线移位。

17.6.2 神经胶质瘤

这些病变是由胶质细胞构成的一类脑肿瘤。胶质瘤通常占成人脑肿瘤的 50%。胶质瘤分为不同亚型，如星形细胞瘤、室管膜瘤、少突胶质细胞瘤以及混合型胶质瘤。此类病变往往具有侵袭性，患者预后较差。病灶一般血供丰富，因此需静脉注射对比剂以显示高密度强化，表现为形态不规则的环状强化伴中心低密度区（Lockwood, 2011）。病灶周围常伴有水肿，根据病灶大小，通常会产生占位效应。

17.6.3 转移性脑肿瘤

转移性脑肿瘤是一种常见的发现，与原发性脑肿瘤一样常见。已知常转移至脑部的肿瘤包括肺癌、乳腺癌、结肠癌、黑色素瘤及肾癌（Hayat，2014）。转移播散最常见的途径是通过血管系统。这类病变在脑内通常表现为多发病灶，但也可能呈现为单一大病灶，其表现可从等密度到低密度不等。在大多数情况下，它们在静脉注射对比剂后呈现环形强化。病灶中心可能呈低密度并伴有周围水肿，如果伴随骨质侵犯 / 侵蚀则可能发生出血。当出现出血时，这些病灶在平扫中会显示更高的密度（Naidich 等，2013）。在静脉注射对比剂前，可能仅能识别较大的病灶，而注射对比剂后，多个较小的病灶会显现出来。在确定影像学特征时，细致了解临床病史至关重要。如果一位已知其他部位存在肿瘤的患者出现这些表现，这些病灶很可能是脑转移瘤。然而，我们必须考虑鉴别诊断，因为多种病变常会呈现相似的表现。

17.7 梗阻性脑积水

"梗阻性脑积水"这一术语用于描述由于阻塞性原因（如先天性畸形或脑内病变可能导致占位效应并压迫或闭塞部分脑室）导致的脑脊液在脑室系统内任何特定点积聚的情况（Corns 和 Martin，2012，第 142 ～ 148 页）。引发此类症状的病理机制极为复杂，但因其重要性不容忽视——无论导致梗阻性脑积水的具体病理是什么，临床医生都需明确诊断。颅骨内空间有限，故引发压迫及相应颅内压升高的病变具有潜在致命性，需紧急处理。值得注意的是，部分患者可能患有"正常压力脑积水"，其病因并非梗阻性病变。如果脉络丛内脑脊液过度生成而导致脑室系统异常扩大，则应怀疑是否为梗阻性脑积水。当患者因巨大脑肿瘤引发显著占位效应和中线移位，进而阻塞第三脑室并导致侧脑室明显扩大时，这一机制或许更容易被直观理解。

17.8　动脉瘤

动脉瘤常被描述为血管壁的局灶性扩张。其大小不一，最常见于 Willis 环、大脑前动脉、颈内动脉、大脑后动脉、大脑中动脉及基底动脉。如果偶然发现且体积不大，通常进行密切监测即可。动脉瘤存在破裂风险，一旦破裂将导致蛛网膜下腔出血、脑室内出血或脑实质内出血。未破裂的动脉瘤在影像上呈等或低密度，瘤壁周围常伴有钙化。静脉注射对比剂后，瘤体呈现高密度强化，其强化模式可沿正常血管路径追踪。如果已发生破裂，急性期影像表现为高密度，如前文所述的出血特征。

17.9　颅骨骨折

颅骨骨折是创伤性头部损伤中的常见表现。通过 CT 检测颅骨骨折是评估头部损伤严重程度的重要标志，也常预示着存在其他颅内病变。这些骨折可表现为骨内断裂线，可能伴有移位或无明显移位。识别颅骨内的正常骨缝线至关重要，而它们在骨窗设置下显示得最为清晰。CT 科室在扫描时会自动重建这些图像。当发现颅骨骨折时，重要的是要在肺窗设置下复查数据集，以确认是否有气体进入颅腔，即通常所说的气颅。如果气体进入脑部，细菌也可能随之侵入，从而增加了感染的风险。

17.10　脑萎缩／颅脑老化

随着年龄增长，我们的颅脑可能最直观地表现为通过脑脊液（CSF）结构的普遍突出，包括脑池、脑室和脑沟。如果这些结构在整个颅脑中均显示突出，但与特定脑区无关联或就患者年龄而言并无异常，则通常称为"广泛性退行性改变"。不过，此类改变也可能更集中于某些关键部位，例如脑室扩大、额颞叶优势及白质低密度（小血管病变）等。这些变化可呈双侧对称，亦可局限于脑部特定区域。使用"萎缩性改变"这一术语来描述这些关注区域至关重要。与脑萎缩密切相关的病症包括痴呆症、帕金森病、宾斯旺格病和亨廷顿舞蹈症等。在检查头部扫描时，必须判断是否存在 CSF 腔隙的普遍突出或萎缩现象。仅凭脑萎缩并不足以诊断上述疾病，还需结合认知评估等进一步检查。同时应考虑既往临床病史或目前提供的其他信息，因为酒精和药物滥用都会导致脑萎缩。

了解与年龄相关的变化至关重要，因为血管性认知障碍可能由皮质和皮质下梗死，以及与微小血管病变相关的弥漫性白质损伤引起（Banerjee 等，2016）。这可以为临床医生提供认知障碍潜在病因的解释，因为患者并不总是因为急性卒中而就诊，而可能在卒中发生一段时间后才显现出症状。尽管这些变化能解释认知功能下降的根源，但患者的治疗方案通常不会因此发生显著改变。

17.11 结论

本章详述了一位专门从事头部 CT 成像的放射报告技师的具体做法，其目的在于揭示英国放射报告技师的临床思维与决策过程——这一角色在其他国家通常并不常见。在此，我们的前提不仅在于单纯认识这一临床服务的价值、知识与理解，更在于暗示放射报告技师日常执行这些任务时所蕴含的值得称道的成分。我们也明确指出，做出明确诊断并不是总能实现或达成，往往需要联合使用其他成像方式。本章重点阐述了放射技师从单纯的 CT 图像采集逐渐进阶成长的重要性，因为临床需要他们明确提供报告服务，才能改善患者预后。尽管本章试图重点突出这一点，并为有意从事 CT 报告工作的放射技师提供洞见，但或许，此类工作引发的更广泛问题仍有待探讨。例如，衡量临床环境中报告实践本身的情况，以及 CT（或一般情况下）放射报告技师在工作中如何得到支持、赞赏甚至表彰，将具有深刻的洞察意义。

（译者：任　莹　王　骏　王晶艳　王　娇　彭柔美　王冬翠）

参考文献

Ashman, C. J., Yu, J. S. & Wolfman, D., 2000. Satisfaction of search in osteoradiology. American Journal of Roentgenology, 175(2), pp. 541–544.

Banerjee, G., Wilson, D., Jäger, H. R. & Werring, D. J., 2016. Novel imaging techniques in cerebral small vessel diseases and vascular cognitive impairment. Biochimica et Biophysica Acta. doi:10.1016/j.bbadis.2015.12.010.

Corns, R. & Martin, A., 2012. Hydrocephalus, Surgery (Oxford), 30(3), pp. 142–148 [Online]. Available at: http://www.sciencedirect.com.chain.kent.ac.uk/science/article/pii/ S0263931911002717(Accessed: 9th September 2015).

Croskerry, P., 2003. The importance of cognitive errors in diagnosis. Academic Medicine, 78(8), pp. 775–780.

Graber, M., Gordon, R. & Franklin, N., 2002. Reducing diagnostic errors in medicine: What's the goal? Academic Medicine, 77(10), pp. 981–922.

Grumme, T., Kluge, W., Kretzschmar, K. & Roesler, A., 1998. Cerebral and Spinal Comuputed Tomography. 3 ed. Berlin: Blackwell Science.

Grumme, T., Kluge, W., Kretzschmar, K. & Roesler, A., 1998. Vascular diseases, in T. Grumme, W. Kluge, K. Kretzschmar & A. Roesler (eds.) Cerebra and Spinal Computed Tomography. Berlin: Blackwell Science, pp. 6–94.

Hayat, M. A., 2014. Brain Metastases from Primary Tumors Volume 1. 1 ed. London: Elsevier.

Kumral, E., Kocaer, T., Ertübey, N. Ö. & Kumral, K., 1995. Thalamic hemorrhage a prospective study of 100 patients. Stroke, 26(6), pp. 964–970 [Online]. Available at: http://stroke.ahajournals.org/content/26/6/964.full(Accessed: 9th September 2015).

Leslie, A., Jones, A. J. & Goddard, P. R., 2000. The influence of clinical information on the reporting of CT by radiologists. The British Journal of Radiology, 73(874), pp. 1052–1055.

Lev, M. H., Smith, W. S., Payabvash, S., Harris, G. J., Halpern, E. F., Koroshetz, W. J., Dillon, W. P., Furie, K. L., Goldmacher, G. V., Camargo, E. C. S. & González, R. G., 2012. Improved outcome prediction using CT angiography in addition to standard ischemic stroke assessment: Results from the stop stroke study. PLoS One, 7(1), pp. e30352 [Online]. Available at: http://dash.harvard.edu/bitstream/handle/1/9709719/3262833. pdf?sequence=1(Accessed: 06/09/2015). P1

Lockwood, P., 2011. CT Head: Diagnosis A Radiographers Guide to Reporting - Part Two Chronic Pathologies. UK: Createspace, pp. 86–114.

Miller, J., Kinni, H., Lewandowski, C., Nowak, R., Levy, P., 2014. Annals of emergency medicine. Management of Hypertension in Stroke, 64(3), pp. 248–255 [Online]. Available at: http://www.sciencedirect.com.chain.kent. ac.uk/science/article/pii/S0196064414001966(Accessed: 11th September 2015).

Naidich, T. P., Castillo, M., Cha, S. & Smirniotopoulos, J. G., 2013. Imaging of the brain: Elsevier inc., p. 54 (Christopher Paul Hess Derk D. Purcell).

Robinson, P. J., 1997. Radiology's Achilles' heel: Error and variation in the interpretation of the Röntgen image. The British Institute of Radiology, 70(839), pp. 1085–1098.

Sangam, G., Kanekar, T. Z. & Roller, R., 2012. Imaging of stroke: Part 2, pathophysiology at the molecular and cellular levels and corresponding imaging changes. American Journal of Roentgenology, 198(1), pp. 63–74 [Online]. Available at: http://www.ajronline.org/doi/abs/10.2214/AJR.10.7312 (Accessed: 06/09/2015). P1

The Royal College of Radiologists, 2008. Errors in radiology. [Online] Available at: https://www.rcr.ac.uk/audit/errors-radiology [Accessed 23 March 2016].

Val, M. R., Smoker, W. R. K. & Valavanis, A., 2015. Neuroradiology: The Essentials with MR and CT, Thieme Medical Publishers, p. 38, pp. 40–41.

Xiao, F., Liao, C.-C., Huang, K.-C., Chiang, I.-J., Wong, J.-M., 2010. Automated assessment of midline shift in head injury patients. Clinical Neurology and Neurosurgery, 112(9),pp. 785–790 [Online]. Available at: http://www. sciencedirect.com.chain.kent.ac.uk/science/article/pii/S0303846710001976(Accessed: 9th September 2015).

第 18 章

胸部 CT 图像评价

目录

18.1　引言

由于胸部 CT 图像的评价是非常复杂的，因此本章无法覆盖所有的胸部病变。本章主要是提供相关工具，使读者能够将所学的方法用于胸部 CT 图像分析。本章所含盖的病变为胸部常见病。

本章的学习目标是：

- 理解系统性方法在胸部 CT 影像评价中的应用；
- 在诊断常见的胸部病变中应用这种系统方法。

正如 CT 图像解读引言中所述，掌握良好的解剖学知识对于理解结构至关重要。在进行图像判读时，应采用系统化的方法可以确保不遗漏任何细节。所选择的系统性方法应易于实施和记忆，这正是常采用 ABCDES 缩略词（Chan, 2013）的原因。

使用缩略词时，这并非唯一的系统性要求。关键在于按照缩略词每个字母代表的方面，以相同方式扫描图像并进行评估。扫描方法通常取决于评估者的偏好。例如，可以从图像顶部开始向下扫描，或从一侧边缘开始横跨至对侧边缘，也可以先由一侧边缘扫描至中线，再从另一侧边缘扫描至中线。该方法强调的是操作一致性，而非一刀切的固定模式。

18.2　临床病史

本章将介绍并讨论个别案例。每个病例检查都将附有临床病史。所有这些案例均来自临床实践，报告也是可以追溯的，因此，这些检查发现已由放射科医师的报告所证实。

临床病史至关重要，任何放射学检查都不应在缺乏临床病史的情况下进行。此外，如果检查中需使用对比剂，必须要有适应的相关实验室结果，以便评估患者使用对比剂的风险与收益。

18.3　系统检查

18.3.1　ABCDES 系统

如何评估图像已充分在引言章节中讨论过，本章将不再赘述。这些图像需满足放射学检查的所有技术要求。需考虑的重要方面包括：确保图像的医学法律要求正确无误，并在继续评估前已根据转诊信息核对过患者身份。扫描必须涵盖整个兴趣区，这包括患者在视野中的定位，以及采用正确的扫描方案——从甲状腺到上腹部的成像。

然而，作为放射技师，你应该清楚并非所有需要评估的图像都符合标准。患者的移动可能是最明显且无法始终消除的因素。在胸部 CT 检查中，屏气通常是最理想的成像技术；然而，并非所有患者都能做到完全屏气，尤其当胸部存在基础疾病时。因此，图像质量是否合格需结合患者的具体状况以及重复拍摄的风险与收益来进行综合评估。

CT 还提供了在不同平面上重建图像的机会；因此，如果患者以轴位模式进行了扫描，冠状面和矢状面的重建可能有助于图像解读。CT 的其他功能包括三维重建以及利用兴趣区分析扫描结构内所见的组织类型。在进行图像评估时，考虑可用的不同重建方式以辅助诊断至关重要。

应评估气道的通畅性和位置，观察气管的位置，气管应居中，并考虑是否存在任何偏离正常的情况。在图 18.1 中，可以评估肺尖，且气管的通畅性在正常范围内。在评估通畅性时，需考虑充气表现：气管内充满气体，因此呈黑色，且气管壁显示应平滑且界限清晰。气管的位置居中，无偏移。

图 18.2 与图 18.1 为同一患者；此时可评估支气管情况并观察其通畅性；左右支气管均可进行评估。显示应清晰明确，无狭窄或偏离。可见气道正常。

评估气道时，从肺尖到胸底的图像进行全面观察是最佳方式，以确保整个结构得到评估。建议从上至下滚动浏览图像，完整评估气道情况。

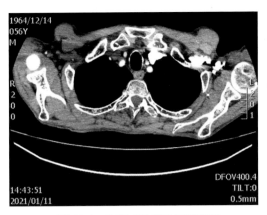

图 18.1 胸部 CT 评估气道状况

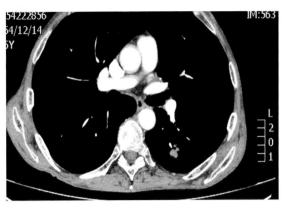

图 18.2 胸部 CT 评估气道

回到图 18.1 来观察呼吸情况，应评估两个肺野是否存在异常。尽管图 18.1 的窗位设置并非针对肺野而是纵隔，但仍需考量肺野的对称性、积液及网状影模式。如果要评估间隔改变、结节形态及实变，则需结合图 18.1 与 18.2 的窗口技术。图 18.1 中，肺野显示对称且充气良好。图 18.2 则显示双侧肺野存在间隔增厚，且左肺下叶后部区域呈现不对称显示。通过从肺尖开始系统扫描图像，观察者能准确定位病变所在的具体肺叶。在描述所见异常图像时，定位显得尤为重要。

图 18.2 和图 18.3 显示的是对血液循环系统进行评估。图 18.2 显示主动脉及主要血管通畅且大小正常，未见充盈缺损、狭窄或动脉瘤。图 18.3 可见心脏位置与方向正常，心胸比在正常范围内，且无心包积液。患者循环系统经评估显示正常。

图 18.4 展示了肺底情况，未见胸腔积液征象，肺底显示正常。在图 18.4 中，骨骼结构呈现正常骨密度，未见骨折迹象。图 18.1 至图 18.4 所有图像中均未见异常软组织显示。

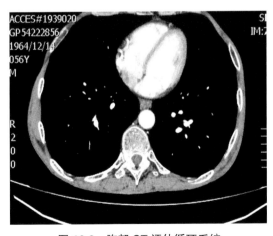

图 18.3 胸部 CT 评估循环系统

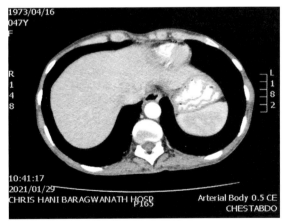

图 18.4 胸部 CT 评估肺底

这些图像至关重要，它们提供了可供进一步评估的基准模式。如前所述，必须将正常模式以图片形式保存，以便进行比对并判断是否存在异常。

18.4　肺气肿

肺气肿是指气道扩张伴随肺泡壁破坏，并伴有小气道的相关阻塞（Eisenberg & Johnson，2020）。在 CT 影像上，其特征表现为肺大疱形成及肺实质破坏。

一名患者被转诊接受 CT 肺动脉造影（CTPA）及高分辨率 CT（HRCT）胸部检查。患者临床病史显示为一名 73 岁男性，有 40 包 / 年的吸烟史。患者主诉呼吸急促，并新发快速心房扑动。其新型冠状病毒检测呈阴性，就诊时间为 2021 年 1 月。由于患者长期吸烟，肺气肿与吸烟之间的相关性已得到充分的记录。对于具有此类病史的患者，CT 检查具有明确指征。患者需签署知情同意书，且在实施对比剂注射前（因申请了 CTPA 检查）应评估实验室检查结果。

图 18.5 中的图像及高分辨率 CT（HRCT）摄片均采用平扫吸气相 CT 技术完成，该技术被推荐用于慢性阻塞性气道疾病（COPD）的诊断（Lynch 等，2015）。CT 成像质量良好：患者在扫描过程中充分吸气后屏住呼吸完成，解剖结构清晰可见。

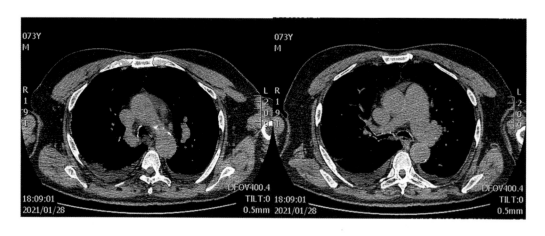

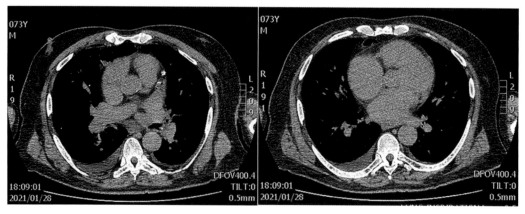

图 18.5　73 岁男性 COPD 患者

评估气道，气管居中，主支气管通畅但略显狭窄。呼吸时，肺野显示对称，但存在过度膨胀。观察肺野时，可见前后径增大，这可能与慢性阻塞性肺疾病（COPD）有关（Gupta 等，

2011）。存在间隔增厚，提示间隔旁肺气肿，且主要发生在中央区域。双侧可见少量胸腔积液，右侧稍多。对于少量胸腔积液，CT 比平片更为敏感，即使是微量积液也能被发现，而在胸部 X 线片上，积液量需超过 250mL 才能被观察到。

图 18.5 中的第一幅图像可见细小钙化灶，这些是散在的肉芽肿，可能提示既往已痊愈的感染。在第三幅图像中钙化再次可见，这是冠状动脉的钙化。该患者可见心脏增大，并伴有肺动脉轻度扩张。

骨骼评估应观察所有影像，以提供整体解读。肋骨、肩胛骨及胸骨未见异常。胸椎呈现脊柱侧弯及退行性改变，这与患者年龄相符。未见骨性病变。图 18.6 显示患者有肺大疱伴肺气肿。肺大疱最常见于肺尖部，如图所示主要见于右侧肺尖区。术语"肺大疱"是指直径超过 1 ～ 2cm 的局灶性肺气肿区域。更小的病灶则称为肺小疱，可见于左肺。在评估影像时，有时可能很难区分肺大疱和气胸（Aramini,Ruggiero, Stefani 和 Morandi, 2019）。

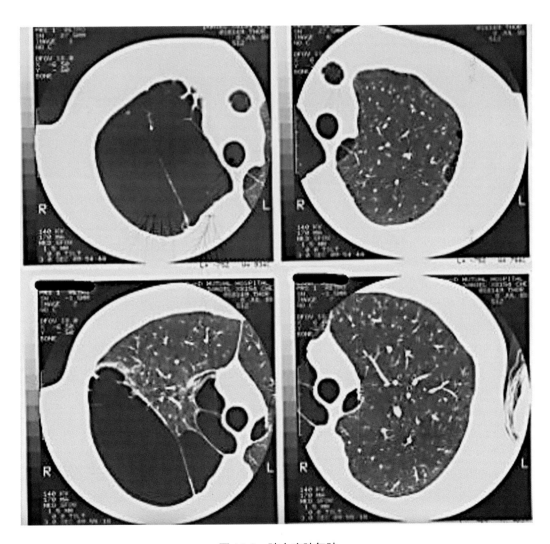

图 18.6　肺大疱肺气肿

18.5　肺栓塞

肺栓塞（PE）是一种可能致命的疾病，因此，识别肺栓塞并迅速高效地进行治疗至关重要（Eisenberg & Johnson，2020）。CTPA 扫描已成为检测 PE 的首选检查方法（Marchiori，2014）。PE 在影像中可表现为充盈缺损或肺血管截断征，提示肺动脉完全阻塞。

该患者于 2021 年 1 月被转诊进行 CTPA 检查。临床病史显示，该患者为 65 岁女性，逆转录病毒疾病反应阳性，患有高血压且新型冠状病毒检测为阴性。她主诉胸痛并疑似肺栓塞。其 D– 二聚体检测结果为 17.6，提示可能存在深静脉血栓形成。

该患者的影像见图 18.6 至图 18.8。我们将针对此病例来讨论系统评估这些影像的重要性。影像质量符合要求，为了保护患者的隐私，已移除身份识别信息。胸腔解剖结构显示清晰，无运动模糊，所有结构均包含在图像中。

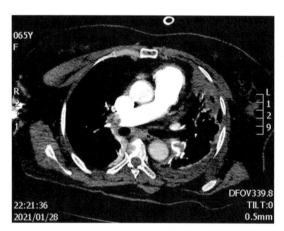 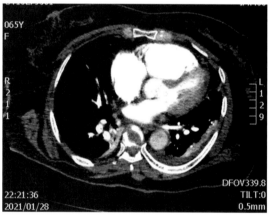

图 18.7　肺栓塞：右肺动脉充盈缺损　　　　图 18.8　右心衰竭：右心房和心室扩大

在气道评估中，需观察左右支气管的形态。右支气管通畅且呈圆形显示。右主支气管走行较左侧更为垂直，因此其形态属正常表现。左主支气管同样也是通畅的，可见其水平走向。随后进行呼吸运动与肺野的评估。可见左右肺之间存在对称性缺失，左肺容积较右肺有所缩小。左肺外周区域可见多发性楔形实变影，可能为梗死灶（Eisenberg & Johnson，2020）。肺梗死与肺栓塞相关，据报道这在有合并症的老年患者中更为常见，该患者的病史也支持这一观点（Eisenberg & Johnson，2020）。患者还出现了胸痛，这可能是由于梗死区域所致，因为胸痛很少与肺栓塞相关。大多数肺栓塞患者并无症状（Eisenberg & Johnson，2020）。

在循环方面，图 18.7 显示右肺动脉内存在一个低密度充盈缺损，外观不规则，提示为肺栓塞（如箭头所示）。同时可见肺动脉干轻微扩张。主动脉未见充盈缺损或狭窄。现在观察图 18.8，可见右心房和心室腔扩大，伴随心胸比增加。患者存在右心衰竭，这与肺栓塞导致的肺动脉高压相关（Eisenberg & Johnson，2020）。

当我们观察膈肌时，可见左肺后胸壁上有液体聚集。存在左侧胸腔积液。胸腔积液与肺栓塞（PE）有关（Eisenberg & Johnson，2020）。

患者未见其他异常。骨骼结构均显示正常，未见可疑局灶性病变，软组织亦无改变。

18.6　肺肿瘤和肺转移

　　肺部发现的孤立性病灶往往难以评估其良恶性（Eisenberg & Johnson, 2020）。此时年龄可作为诊断依据：如果患者年龄在 30 岁以下，且病灶为单发、边界清晰、圆形，则患癌风险极低；但随着年龄增长，癌症发病率会相应上升（Eisenberg & Johnson, 2020）。一旦超过 50 岁，肺结节为恶性的风险将增至 50%（Eisenberg & Johnson, 2020）。CT 因其可以精确显示结节的大小、形态以及普通 X 线摄影图像可能遗漏的伴随病灶，成为鉴别诊断的最佳检查手段。此外，CT 还能评估可能受病灶影响的其他组织结构。

　　在图 18.9 中，患者为 56 岁男性，属于更易感人群。该患者有吸烟史，曾患口腔鳞状细胞癌，并于 2019 年完成手术、放射治疗及化疗。2021 年 1 月患者复诊时发现无症状肺部肿块，此肿块早在 2020 年 6 月的 CT 检查中就已显示。肿块位于左下肺叶，临床医生怀疑为肺癌。

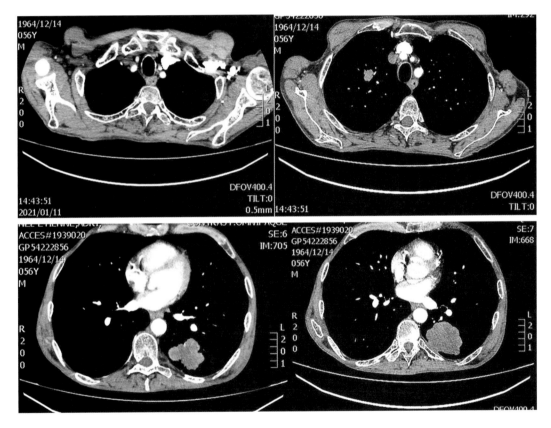

图 18.9　肺部病变

　　扫描显示气道通畅，气管居中。右肺上叶可见一小病灶，大小约 1.5cm×1.5cm。较大病灶位于左肺下叶后部，呈分叶状，大小为 5.1cm×6.4cm，与先前 CT 扫描相比略有增大。肺野呈磨玻璃样改变伴部分小叶间隔增厚。磨玻璃影是指肺部弥漫性透亮度增高伴模糊显示的术语，常见于炎症性和浸润性肺部疾病（Infante 等，2009）。该征象可能与恶性或良性病变相关（Infante 等，2009）。

循环系统显示正常，心胸比在正常范围内，肺血管未见充盈缺损。主动脉形态正常，无动脉瘤或狭窄征象，但可见部分钙化灶。骨骼结构呈现广泛性骨质减少特征，椎体密度降低，呈灰色而非正常所见的致密白色显示，这一现象在其他图像及病例中亦可观察到。肋骨骨小梁影像同样显示出皮质变薄及小梁间隙增宽，符合骨质减少表现（Marchiori，2014）。

病灶增大可能需要进一步随访。胸部 CT 上的磨玻璃样表现有以下几种鉴别诊断：

- 正处于感染过程；
- 慢性间质性疾病；
- 急性肺泡疾病。

骨质疏松症可能还需根据患者的症状进一步评估。多达 1/3 的癌症患者会发生肺转移，且常与乳腺癌、食管癌或胃癌相关，因为这些部位与肺部在解剖学上紧密相邻（Marchiori，2014）。大多数情况下，转移灶局限于肺部。血行转移会在双肺野广泛分布，表现为多发、边界清晰且呈圆形或卵圆形的病灶。

18.7　结核病（TB）

结核病（TB）由结核分枝杆菌引起。这是一种杆状细菌，该疾病通过空气中的飞沫传播，患者咳嗽时会向大气中释放大量细菌而致疾病传播（Eisenberg & Johnson，2020）。结核病的症状多种多样，最常见的包括咳痰、体重减轻、咯血、夜间盗汗和疲劳（Nachiappan 等，2017）。

结核病在 CT 上可呈现多种表现：可能有肿大的肺门淋巴结，且胸腔积液常与原发结核、空洞或脓肿形成以及纤维化改变和结节相关（Nachiappan 等，2017）。粟粒性结核则表现为多发结节，其分布遍及双肺野（Eisenberg & Johnson，2020 年）。在寻找与粟粒性结核相关的结节时，高分辨率 CT 通常是最相关的检查手段。

原发性肺结核病例中可见淋巴结肿大；评估 CT 扫描时，必须特别注意观察纵隔区域是否有淋巴结肿大。此外，需留意 25% 的原发性结核病例中出现的单侧胸腔积液表现（Nachiappan 等，2017）。在活动性结核病例中，肺尖区和上肺区是最常见出现结核征象的部位，如空洞形成及气管的任何扭曲 / 偏移。

脓胸也可能与结核病相关。脓胸的定义为胸膜腔内的脓液积聚（Eisenberg & Johnson，2020）。初期，可能难以区分脓胸与胸腔积液。CT 检查能够鉴别脓胸和胸腔积液。应进行增强 CT 扫描，脓胸可能的影像学征象包括胸膜增厚（80% ～ 100% 的病例）、胸膜强化、无胸管区域的气泡以及分隔形成（Garvia & Paul，2020）。

图 18.10 为一名 54 岁男性的 HRCT 影像，该患者可能曾接触石棉或粉尘及油漆，临床医生正在考虑其是否为结核后支气管扩张症。

HRCT 图像显示双肺野内遍布多个囊状气腔。同时，双侧可见磨玻璃样混浊，呈现模糊斑片状外观。偶然发现存在右侧奇叶，需注意识别其为胸部的正常变异。

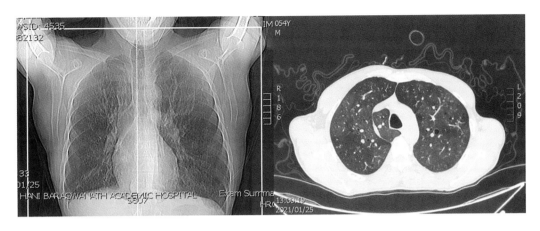

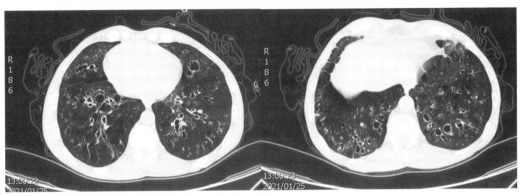

图 18.10　高分辨率胸部 CT

18.8　胸腔积液

胸腔积液是指液体在胸膜腔内的积聚，可由多种病理状况引起，因此不具有特异性（Marchiori, 2014:1186）。先前已提及结核病例也会出现胸腔积液，但在结核的情况下积液常为单侧。胸腔积液的其他常见病因包括充血性心脏病、肿瘤性疾病及肺栓塞（Marchiori, 2014:1185）。胸腔积液还可与腹部病变相关，如腹水、膈下脓肿和胰腺炎，亦可能由创伤引起。

CT 在胸腔积液成像中的重要性在于，传统影像学上的胸腔积液可能会掩盖其他潜在的病理变化。由于 CT 能够从不同平面上观察胸部并重建图像，因此可以将识别出任何被遮挡的病理变化。

一名 50 岁男性患者遭遇行人车辆事故。患者双侧胫骨和腓骨骨折，存在血气胸并已置入肋间引流管，且伴有呼吸窘迫及胸痛。CT 检查显示左侧大量胸腔积液伴下叶肺不张。图 18.11 可见心包积液及多发性肋骨、肩胛骨和锁骨骨折。箭头标示处为左侧肩胛骨粉碎性骨折。胸廓左侧第 1 至第 4 肋亦可见肋骨骨折。需对大量积液进行进一步引流，以减轻对受压肺组织的压力。

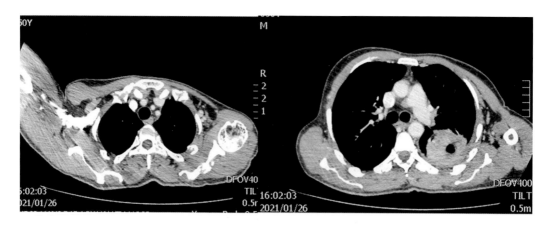

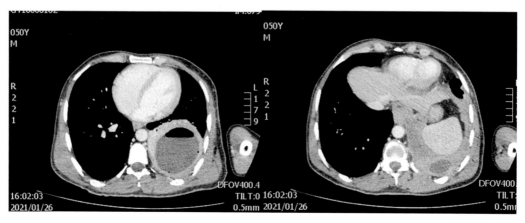

图 18.11　创伤患者胸部 CT

18.9　气胸

　　气胸是指胸膜腔内存在气体，可导致肺部部分或完全不张（Marchiori, 2014:12 38）。气胸常与创伤相关，或由活检等医疗操作引起。然而，气胸也可能在患者中自发发生，这类患者通常为年轻男性（Marchiori, 2014:1238）。图 18.12 所示病例为一名遭受创伤的患者，其右侧第 2 至第 8 肋骨有多处骨折。在（a）图像中，可见骨折断端移位并存在重叠现象。图 18.12b 展示了右侧前部气胸。胸前间隙未见肺纹理。右肺不张，随后在后部区域发现积液。可见大量积液。支气管显示通畅。在肺野后部，左肺可见一处实变区。

18.10　新型冠状病毒肺炎（COVID-19）

　　冠状病毒病 19 是一种新型冠状病毒（Yao, 2020:2），世界卫生组织于 2020 年 1 月 30 日宣布其为国际关注的突发公共卫生事件（PHEIC）。在 COVID-19 病例中，放射学影像是重要的诊断工具。与以往如严重急性呼吸综合征（SARS）等疫情中胸部 X 线照片作为首选成像方式不同，胸部 CT 是 COVID-19 病例中最普遍的成像方式（Ng 等，2020）。

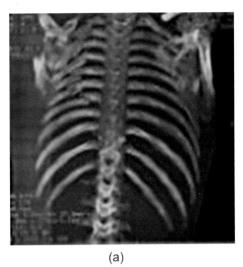

(a)

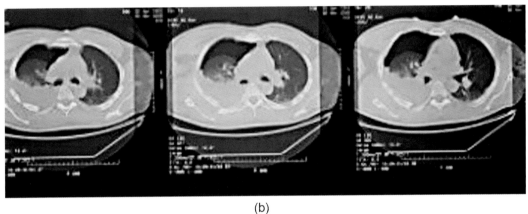

(b)

图 18.12　气胸：（a）肋骨骨折的 3D 重建和（b）同一患者的轴位胸部 CT：气胸

　　一位 62 岁的女性患者因 D- 二聚体检测结果升高、新型冠状病毒检测呈阳性，且临床医生对其感染 COVID-19 后出现的胸部纤维化病情存疑，被转诊接受 CTPA 检查。D- 二聚体检测通过血液寻找 D- 二聚体；D- 二聚体是血液凝块在体内溶解时产生的蛋白质片段。Yao 等（2020）在其研究中发现，COVID-19 重症病例中 D- 二聚体水平升高，可能预示着院内死亡率增高。

　　图 18.13 展示了 CT 扫描图像，呈现了 COVID-19 肺炎的典型征象。气道评估显示气管通畅且居中，双侧支气管可见且无扭曲变形。

　　对患者的呼吸状况进行了评估，此处可见典型的双侧多灶性不透明网状影。如图 18.13 所示，异常影主要分布于双肺底部及肺外周。右肺受累程度较左肺更显著，但如前所述，双肺野均受波及。磨玻璃影与小叶间隔增厚并存，当这些病变融合时，会形成更为致密的实变区域（Infante 等，2009）。

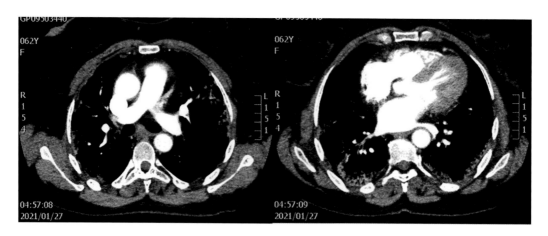

图 18.13　COVID-19 表现

循环系统评估显示心胸比增大。胸主动脉及其主要分支均显示正常。肺动脉干也在正常范围内，未见充盈缺损。软组织显示正常，未见骨骼异常。

CT 显示与 COVID-19 肺炎相关的双侧多灶性周围气道影（Parekh 等，2020）。

18.11　结论

在评估胸部 CT 时，每次采用相同的系统性方法并确保检查胸腔所有区域至关重要。重建图像以清晰显示观察不佳区域或验证发现，是 CT 成像中的一个重要环节。描述发现时需使用简洁明了的术语，并始终明确异常所在的位置。

鸣谢

我要感谢克里斯·哈尼·巴拉格瓦纳特学术医院放射科允许我在本章中使用匿名 CT 图像，并提供对图像报告的访问权限。

（译者：王忆陆　王　骏　王晶艳　许　静　张　杰　彭柔美）

参考文献

Aramini, B. Ruggiero, C. Stefani, A. & Morandi, U. (2019). Giant bulla or pneumothorax: How to distinguish. International Journal of Surgery Case Reports. 62: 21–23.

Chan, O. (2013). ABC of Emergency Radiology. 3rd ed. BMJ Books.

Eisenberg, R.L. & Johnson, N.M. (2020). Comprehensive Radiographic Pathology. 7th ed. Mosby. St Louis, Missouri.

Garvia, V. & Paul, M. (2020). Empyema. StatPearls. Treasure Island (FL): StatPearls Publishing; Available from: https://www.ncbi.nlm.nih.gov/books/NBK459237/.

Gupta, N.K. Agrawal, R.K. Srivastav, A.B. & Ved, M.L. (2011). Echocardiographic evaluation of heart in chronic obstructive pulmonary disease and its co-relation with severity of disease. Lung India. 28: 105.

Infante et al. (2009). Differential diagnosis & management of focal ground-glass opacities. European Respiratory Journal. 33: 821–827.

Lynch et al. (2015). CT-definable subtypes of chronic obstructive pulmonary disease: A statement of the Fleischner society. Radiology. 277: 192–205.

Marchiori, D. (2014). Clinical Imaging. 3rd ed. MOSBY. St Louis, Missouri.

Nachiappan et al. (2017). Pulmonary tuberculosis: Role of radiology in diagnosis & management. Radiographics. 37: 52–72.

Ng et al. (2020). Imaging profile of the COVID 19 infection: Radiologic findings and literature review. Radiology: Cardiothoracic Imaging. 2: e200034.

Parekh, M., Donuru, A., Balasubramanya, R. & Kapur, S. (2020). Review of the chest CT differential diagnosis of ground glass opacities in the COVID era. Radiology. 297: E289–E302.

World Health Organization, (2020). Available from https://www.who.int/emergencies/ diseases/novel-coronavirus-2019.

Yao et al. (2020). D-dimer as a biomarker for disease severity & mortality in COVID 19 patients: A case control study. Journal of Intensive Care. 8: 49.

第 19 章

腹部 CT 图像评价

目录

19.1 引言

　　本章将探讨腹部 CT 检查中常见的病理表现及其影像学特征。为确保全面评估腹部情况,应采用系统化的阅片方法。腹部影像解读需要掌握腹腔脏器、肠管的走行及腹部骨骼结构的解剖知识。本章的学习目标如下:

- 掌握如何运用系统化方法进行腹部 CT 影像评估;
- 理解腹部 CT 中器官与肠管之间的关系;
- 了解常见病变及其在腹部 CT 上的表现。

19.2　临床病史

任何放射学检查均需提供临床病史，本章所展示的病例均附有相关病史资料。这些病例已由放射科医师出具报告，本章的图像评估将基于放射学报告。与转诊进行腹部 CT 检查相关的临床病史包括高血压、黄疸、胰腺炎、肝硬化、逆转录病毒疾病及腹水。

19.3　**系统方法**

与前一章一致，在评估 CT 图像时将采用一种 ABCS 方法（Chan，2013）。在进行图像判读前，应首先确认图像的充分性。充分性要求确保兴趣区既包含在视野内，也涵盖整个腹腔。对于体型较大的患者和腹部膨胀者，这可能具有挑战性；作为放射技师，我们需从技术层面确保图像质量达标。本章所用图像常因伦理要求需去除患者个人标识信息而进行了裁剪处理。不过，本章仍对不同患者的视野范围大小进行了观察。

在进行腹部 CT 检查并评估其充分性时，需确保所观察到的对比剂时相足以支持诊断评估。其中一例患者口服对比剂后，在即将扫描时发生呕吐。由于胃和肠管未显影，无法判断胃和肠管的位置，口服对比剂的缺失将对图像评估产生负面影响——任何充盈缺损、肠壁增厚或肿块均无法得到评估。若静脉对比剂未在正确时相捕获，同样会影响图像判读。造影相位与正常血流的准确对应关系是正确解读图像的关键。图 19.1 展示了平扫期、动脉期和静脉期图像的对比效果。在进行图像评估时，对比不同时相图像的能力对识别病变至关重要。

A——应掌握腹部的解剖结构及腹部器官，并理解各器官间的相互关系。此外，必须识别正常器官的大小和形态。正常器官的轮廓应光滑且边界清晰，如果器官轮廓边界模糊或形态发生改变，则需进一步检查。器官位置的改变同样需要排查。因此，掌握正常的解剖结构对腹部评估至关重要。在腹部评估中，A 还需考虑腹腔内气体。腹腔内出现游离气体提示存在异常。

B——此项评估肠内气体及观察到的气液平面是否正常或存在异常。图 19.2 显示了患者仰卧位扫描时胃内正常的液平。同时可见大肠内气体，提示正常粪便影。此时还应评估是否存在腹部膨隆。

C——此项评估在腹部 CT 中的循环与钙化。循环评估需涵盖主动脉、下腔静脉（IVC）及腹部大血管，重点观察其管径变化，如扩张或狭窄可能提示充盈缺损或狭窄。还需评估血管通畅性，并记录钙化情况，例如胆结石、肾及输尿管结石或血管壁钙化等。

S——此项评估腹部 CT 中的软组织和骨骼结构。

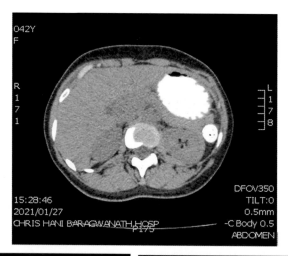

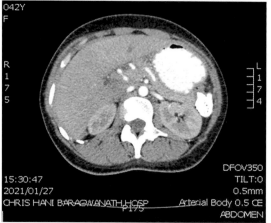
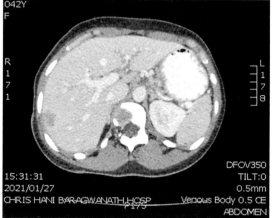

图 19.1　腹部 CT 对比增强的各期显示

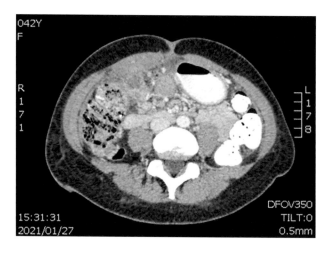

图 19.2　腹腔内气体

19.4 腹水

一名 62 岁男性患者患有高血压和逆转录病毒疾病；他已做过超声检查，虽未见明显病理改变，但发现了腹水。患者被转诊以接受进一步影像学检查，并已申请腹部 CT 扫描。

患者接受了腹部和盆腔的平扫及多期增强 CT 成像检查。扫描前还服用了口服对比剂。

腹水是指液体在腹膜腔内的积聚（Eisenberg & Johnson，2020），通过腹部 CT 和超声检查可清晰显示。患者常表现为腹部膨隆且触之坚硬。腹水情况在图 19.3a 中得到了充分展示。该患者可见明显的腹部膨隆和包裹性液体。此例患者的腹水量大且复杂。该部位的 CT 值为 11HU，表明其衰减值接近于水 / 脑脊液的低密度特性。

此外，患者存在双侧胸腔积液，右侧积液量多于左侧（图 19.3b）。右侧胸腔积液还伴有右肺下叶的肺不张。胸腔积液是指液体在胸膜腔内的积聚，可能与腹部疾病相关，如近期手术、腹水、胰腺炎及膈下病变（Eisenberg & Johnson，2020）。此时腹水已通过穿刺引流术排出，胸腔积液亦可采用胸腔穿刺术引流（Eisenberg & Johnson，2020）。

肝脏显示正常（图 19.3c）：未见局灶性病变，实质强化显示正常。可见肝脏因腹腔积液发生移位，但其轮廓光滑。胆囊未见结石或胆管扩张征象，故显示正常。脾脏轮廓光滑，大小正常，亦可清晰显示。

两个肾脏轮廓光滑（图 19.3d），皮质强化正常。未见囊肿或局灶性病变。无肾积水征象，肾脏对比剂排泄方式正常。未见肾结石。

胃、小肠及大肠形态正常，未见肠壁增厚或占位性病变。膀胱充盈度正常。主动脉、下腔静脉及其主要分支管径正常，未见充盈缺损或狭窄征象。骨骼系统呈现慢性骨退行性改变，腰椎可见融合现象（图 19.3e）。

19.5 胆结石

患者为 47 岁女性，患有重症急性胰腺炎，同时伴有呼吸功能障碍及体温升高。已安排行腹部 CT 检查，先行平扫，继而对腹部及盆腔进行多期增强扫描。检查前虽已给予口服对比剂，但患者在扫描前发生呕吐导致对比剂排出，故肠管未见显影。

双侧胸腔积液（图 19.4）可解释临床病史中记录的呼吸功能障碍。右侧积液量较大，达 51.4mm，左侧为 30.4mm。双肺下叶伴随肺不张。肺不张是指肺组织充气不全及膨胀不全的状态（Marchiori，2014）。需谨记，肺不张是提示存在其他疾病的影像学征象。当发生肺不张时，气体不会被液体取代，从而导致肺部完全或部分不张（Marchiori，2014）。因此本例中可见双肺节段性肺不张。

肝脏和脾脏形态正常（图 19.4b）。双肾大小及轮廓正常，实质强化均匀。胰腺形态异常，可见多处低密度区（黄色箭头标示），边界模糊并伴有积液。胃、小肠及结肠未见异常。胆囊内可见多发胆结石（蓝色箭头标示，图 19.4b），胆囊壁无增厚。未发现肾结石或输尿管结石。循环系统正常，血管管径无改变或狭窄。软组织及骨性结构未见异常。

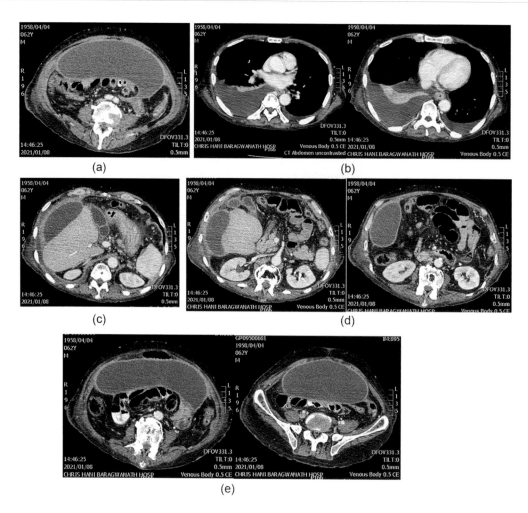

图 19.3 （a）腹水；（b）胸腔积液和肺不张；（c）肝脏；（d）肾脏；（e）包裹性积液

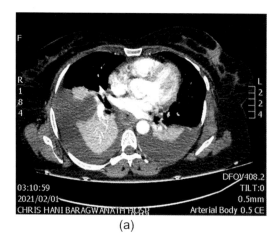

（a）

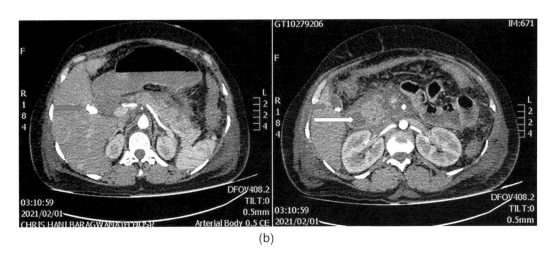

图 19.4　（a）双侧胸腔积液；（b）胆结石

19.6　肾积水

一名 28 岁的女性患者被转诊进行腹部 CT 检查。该患者为孕 4 产 3（P3G4），这意味着她曾三次分娩孕周超过 24 周的胎儿，并有四次妊娠史（https://teachmeobgyn.com/history-taking-examinations/history-taking/obstetric/）。由于临床病史中还提及人工流产（TOP），这与病史记录相符。此次人工流产于孕 12 周 4 天实施，临床医生现怀疑流产后发生感染，且患者血压偏低（94/53mmHg）。

肝脏显示正常的实质结构。右肾表现为肾积水，肾大盏和肾小盏均扩张，为 2 级肾积水（图19.5）。右侧输尿管远端被盆腔肿块阻塞，导致肾积水。通常 CT 检查无需使用对比剂即可显示输尿管被肾结石阻塞的情况，但本例因有终止妊娠史及可能存在子宫病变，故需使用对比剂。

在输尿管发生梗阻的情况下，由于梗阻产生的高压可能导致肾盂肾盏系统显影延迟。该肾积水被归类为 2 级肾积水。根据 Onen 等（2020）提出的放射学分级系统：

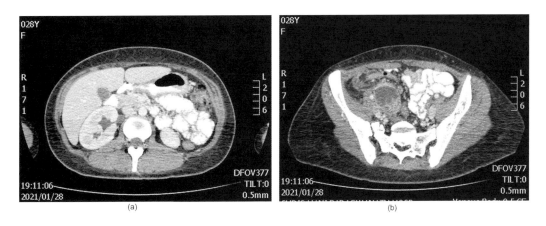

图 19.5　（a）肾积水；（b）宫内肿块

1 级：肾盂扩张；

2 级：肾盏轻度扩张伴肾盂扩张；

3 级：肾盏明显扩张；

4 级：肾实质变小；

5 级：重度肾积水，残留肾实质呈薄膜状边缘。

子宫体积增大，内见一不均匀强化肿块（图 19.5b）。根据患者的病史，宫内可能为妊娠产物 / 病变。该病变继而引发右侧输尿管梗阻。骨骼未见溶骨性或硬化性病变，符合 28 岁女性表现。

第 2 例肾积水患者为 34 岁男性，有酗酒史且近期暴饮后出现胆汁淤积性黄疸。超声显示右肾中度积水。现转诊患者行 CT 静脉肾盂造影（IVP）。基于患者的病史，同时进行了平扫及增强多期扫描。相较于传统 IVP，CT IVP 可同步评估腹部其他结构，更受青睐。此外，该方法还能评估解剖结构之间的空间关系。

图 19.6a 中可见肝脏，其大小正常，未见局灶性肝内病变。同时未观察到肝内胆管扩张。脾脏的大小和形态亦显示正常。

后续图像显示胰腺和胆囊正常。胆囊内未见结石。尽管患者未口服对比剂，胃、小肠及大肠均显示正常。主动脉、下腔静脉及其主要分支管径均正常，未见充盈缺损。左肾长径 12cm，无肾结石或梗阻；输尿管管径及流量情况正常（图 19.6b）。右肾长径 10cm。影像中可见右侧输尿管肾盂积水及输尿管扩张（图 19.6b）。输尿管内未见明显结石。由于集合系统扩张及压力升高，肾盂肾盏充盈将出现延迟。输尿管截止处位于第 2 腰椎水平。鉴于未见结石，提示可能存在右侧近端输尿管狭窄。图 19.6c 显示膀胱正常，未见壁增厚或占位性病变。脊柱与骨盆的骨性结构显示正常。

19.7　黄疸

一名 65 岁男性患者因梗阻性黄疸就诊，超声提示肝硬化伴肝内胆管扩张，现转诊行腹部 CT 平扫及口服对比剂多期增强检查。影像学表现见图 19.7a–c。肝内胆管扩张提示存在梗阻，进而导致梗阻性黄疸。

初始图像（图 19.7a）显示动脉期，而图像 19.7b 和 c 则展示了扫描的静脉期。在图 19.7a 中，双肾均显影，轮廓正常，位置与大小无异常。胆囊显影但轮廓模糊，可见多发胆结石。肠壁无增厚，显示正常。所见钙化灶为多发胆结石。骨性结构亦显示正常。图像 19.7b 中，肝脏可见肝内胆管扩张，中央区域胆管最宽处直径可达 11mm，周边胆管直径在 7～8mm 之间。脾脏显示均匀增强，未见局灶性病变。胃部观察未见肿块或充盈缺损。

在图 19.7c 中，可见一肿块浸润肝脏，其边缘模糊不清，提示为胆囊癌向肝脏浸润。这解释了前一张图像中观察到的肝内胆道梗阻现象。胆囊癌是消化系统第五常见的恶性肿瘤，胆结石是其发病风险因素（Goetze, 2015）。该病灶在放射学报告中标注为 T4N1Mx 分期。TNM 分期系统是通用的癌症分期标准：T 代表原发肿瘤的大小及范围；N 代表淋巴结转移情况；M 代表远处转移（https:// www.cancer.gov/about–cancer/diagnosis–staging/staging）。本例患者为 T4 期，表示肿瘤体积较大，扫描显示尺寸达 69mm×79mm；N1 表示存在淋巴结转移；Mx 则意味着无法评估播散范围，如果出现具体数值则表明已播散到人体其他部位。

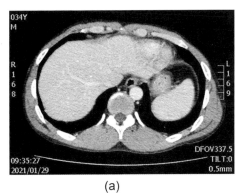

(a)

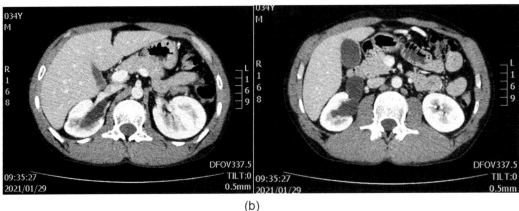

(b)

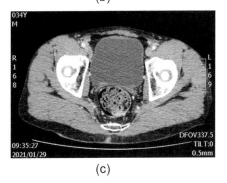

(c)

图 19.6　（a）正常的肝脏和脾脏；（b）输尿管肾积水；（c）正常的膀胱

19.8　鼻饲管置放

图 19.8a 展示了鼻胃管在胃内的放置位置。鼻胃管位于胃体部的原位。胆囊可显示且形态正常，肝实质在图像中显示正常。由于患者有枪击伤临床病史，且术前未进行影像学检查，该 CTA 成像于术后完成。图 19.8b 显示双肾形态正常，但大肠内可见大量气体，未见肠壁增厚或梗阻征象。气体可能为术后残留。

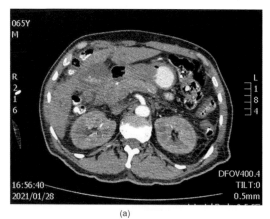

(a)

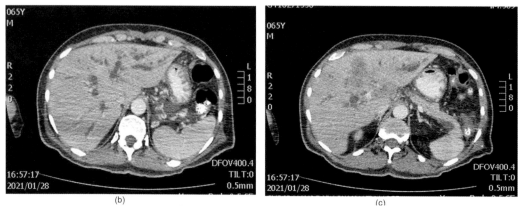

(b)　　　　　　　　　　　　　　　　(c)

图 19.7　（a）多发性胆结石；（b）肝内胆管扩张；（c）肝脏肿块

19.9　结肠造口术

一名 18 岁男性患者被转诊接受腹部增强 CT 检查。其病史包括因为复发性阑尾炎而行阑尾切除术，后因出现了并发症，不得不实施右半结肠切除术以及结肠造口术。患者曾于 2020 年 11 月进行 CT 检查，显示存在多发性积液。2021 年 1 月复查时主诉腹痛伴呕吐。图 19.9a 影像显示既往手术造成的右侧腹部结肠造口，可见右半结肠切除术后横结肠与造口相连的术式痕迹。结肠造口术是指将结肠（本例为横结肠）通过手术切口外置，并连接粪袋收集排泄物 (https://www.ostomy.org/colostomy/)。图像中同时可见肠襻疝入造口区域，虽然存在疝出但未引发近端梗阻。造口旁疝在造口患者中较为常见，约78% 病例在造口术后 2 年内发生（Aquina 等，2014）。图像中可见造口周围膨隆，此为腹腔内压增高所致（Aquina 等，2014）。右侧可见充满口服对比剂的造口袋（图 19.9a）。

图像中可见多个呈环形强化的小病灶，形成炎性肿块。最大直径的聚集区为 32mm×22mm（图 19.9a 和 b）。

肝脏无肿大，未见局灶性病变或肝内胆管扩张。胆囊、胰腺及脾脏形态正常。双肾形态正常，无肾积水征象。主动脉、下腔静脉及其主要分支未见充盈缺损。骨骼结构均显示正常。

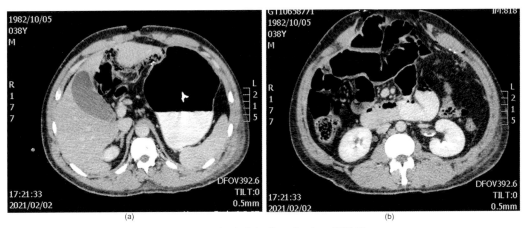

图 19.8 　（a）鼻饲管；（b）正常肾脏

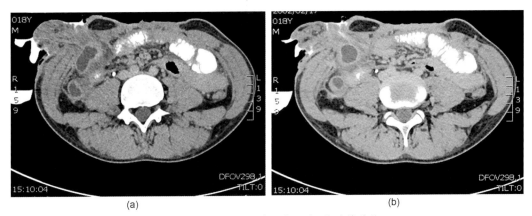

图 19.9 　（a）结肠造口术；（b）液体收集

19.10　盆腔脓肿

一名患者因卵巢肿块和双侧肺结节病史被转诊进行腹部 CT 检查。患者曾于 2017 年接受过 CT 扫描，2020 年进行过 MRI 检查。本次新 CT 检查时间为 2021 年 1 月。肝脏显示实质正常，轮廓光滑，未见肝内胆管扩张（图 19.10a）。在图 19.10a 中可见双肾显影：右肾表现为肾积水，测量长度为 125mm，左肾则呈现萎缩状态，仅 79mm。肾脏的正常大小应在 100 ～ 120mm 之间。左肾中肾盏置有一根肾造瘘管。肾造瘘术是在肾脏与皮肤之间建立的人工通道，尿液可通过此造瘘管从肾脏引流而出。

图 19.10b 展示了位于右肾内的 DJ 支架：其尖端位于肾盏中部，末端位于膀胱。图像中还可观察到粪便。

图 19.10c 和 d 显示了脓肿的环形强化。脓肿位于右下腹区且紧贴骶骨前方，呈现占位效应，将肠管及直肠推移至左侧。患者还可见左下腹区的回肠造口（图 19.10c）。DJ 支架管在两幅图像中均清晰显示。膀胱充盈状态正常，未见壁增厚（图 19.10e）。图 19.10f 延迟期图像可见右肾积水及扩张的输尿管。

最终图像见图 19.10g，展示了肺野；正如患者临床病史所述，其双侧存在多个结节。这些结节大小不一，极可能为转移性病灶。

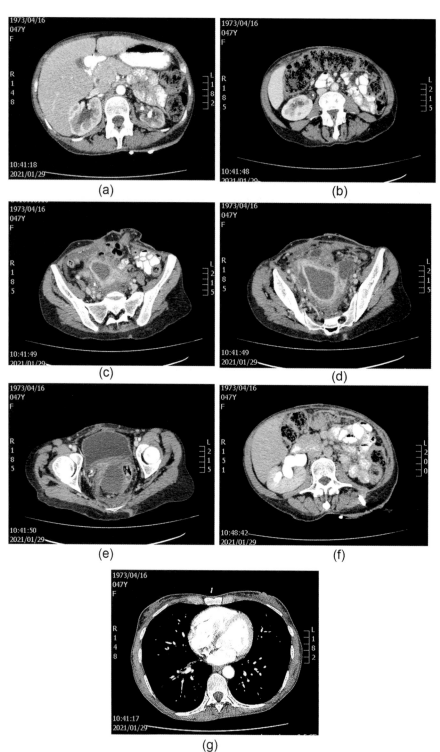

图 19.10　（a）肝脏正常，右肾积水，左肾萎缩；（b）右肾积水并置入支架；（c）盆腔肿块和回肠造口；（d）骨盆肿块增强并置放支架；（e）膀胱；（f）右肾积水伴输尿管扩张；（g）肺结节

19.11　腹主动脉瘤

CT 被认为是腹主动脉瘤成像的金标准。腹主动脉瘤定义为主动脉扩张超过 3cm 或直径增大超过 50%（Kumar，2017）。图 19.11a 轴位平面显示的腹主动脉瘤，可见对比剂强化的管腔被附壁血栓包围。图 19.11b 展示了矢状位平面的腹主动脉瘤，显示腹主动脉扩张。对比剂强化的管腔与附壁血栓再次可见。腹内未见游离液体。

腹主动脉瘤与动脉粥样硬化相关，且以男性更为常见（Kumar，2017）。大多数腹主动脉瘤无症状；因此，部分国家已采用超声作为无辐射的非侵入性影像学检查手段进行筛查（Hohneck，2017）。

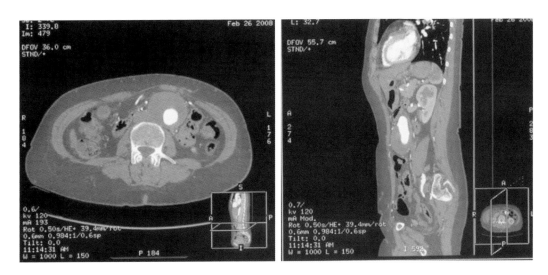

图 19.11　腹主动脉瘤：（a）轴位像；（b）矢状位像

19.12　结论

总之，了解腹部器官和肠管的正常显示对于影像解读至关重要。进行影像分析时，必须系统化操作，并为观察到的任何异常结构定位。对特征显示的描述往往比诊断本身更为重要。任何病变诊断都必须结合临床病史来评估。

鸣谢

我要感谢克里斯·哈尼·巴拉格瓦纳斯学术医院放射科允许我在本章中使用匿名 CT 图像，并提供对图像报告的访问权限。

（译者：郑宇含　王　骏　王晶艳　吴虹桥　刘　静　王冬翠）

参考文献

Aquina, C.T. Iannuzzi, J.C. Probst, C.P. Kelly, K.N. Noyes, K. Fleming, F.J.& Monson, J.R.T. (2014). Parastomal Hernia: A Growing Problem with New Solutions. Digestive Surgery. 31:366–376. doi:10.1159/000369279.

Cancer staging. Available from: https://www.cancer.gov/about-cancer/diagnosis-staging/ staging.

Chan, O. (2013). ABC of Emergency Radiology. 3rd ed. BMJ Books.

Eisenberg, R.L. & Johnson, N. M. (2020). Comprehensive Radiographic Pathology. 7th ed. MOSBY. St Louis, Missouri.

Goetze, T.O. (2015). Gallbladder Carcinoma: Prognostic Factors and Therapeutic Options. World Journal of Gastroenterology. 21(43). doi:10.3748/wjg.v21.i43.12211.

Hohneck, A. Keese, M. Ruemenapf, G. Amendt, K. Muertz, H. Janda, K. Akin, I. Borggrefe, M. & Sigl, M. (2019). Prevalence of Abdominal Aortic Aneurysm & Associated Lower Extremity Artery Aneurysm in Men Hospitalized for Suspected or Known Cardiopulmonary Disease. BMC Cardiovascular Disorders. 19:284. doi:10.1186/s12872-019-1265-2.

https://teachmeobgyn.com/history-taking-examinations/history-taking/obstetric/

Kumar, Y. Hooda, K. Shuo, L. Goyal, P. Gupta, N. & Adeb, M. (2017). Abdominal Aortic Aneurysm Pictorial Review of Common Appearances and Complications. Annals of Translational Medicine. 5(12):256. doi: 10.21037/atm.2017.04.32

Marchiori, D. (2014). Clinical Imaging. 3rd ed. MOSBY. St Louis, Missouri.

Onen, A. (2020). Grading of Hydronephrosis: An Ongoing Challenge. Frontiers in Paediatrics. 458. doi:10.3389/fped.2020.00458.

Ostomy and colostomy. Available from: https://www.ostomy.org/colostomy.

第 20 章

肿瘤学中的 CT 图像评价

目录

20.1　引言

2016 年，澳大利亚新增癌症确诊病例达 135 133 例。由于诊断技术的进步、人口老龄化及多重其他因素，癌症发病率持续攀升，预计 2020 年新增病例将达 145 833 例［澳大利亚健康与福利研究所（AIHW），2020］。尽管诊断和治疗方案在不断改进，2018 年澳大利亚癌症死亡病例仍为 47 310 例，预计 2020 年将达 48 099 例（AIHW，2020）。

肿瘤学是"研究或探讨肿瘤的物理、化学及生物学特性与特征的学科"（Stedman，2006）。在医学领域，肿瘤学专科涵盖对癌症或疑似癌症患者的检查、诊断与治疗。负责此类治疗的医学专家称为肿瘤科医师。随着癌症诊疗技术的快速持续进步及人口老龄化趋势，个体肿瘤患者在癌症确诊后的生存期显著延长，且如今被诊断出罹患不止一种不同类型癌症的情况已不再罕见（WHO，2019）。

癌症是所有恶性肿瘤的统称，指那些具有从原发部位转移（扩散）至人体其他部位的潜在肿瘤（Kumar，Abbas 和 Aster，2015）。这包括通过淋巴系统扩散至几乎引流全身各处的淋巴结（淋巴转移），以及通过血流播散至远处器官（血行转移）。一般而言，癌症起源于原发部位，逐渐增大并侵犯邻近结构。当癌细胞侵入微小淋巴管后，可能转移至区域（邻近）淋巴结，继而扩散至更远的淋巴结。在这些部位，癌细胞持续分裂增殖。此外，癌细胞也可能侵入原发器官的血管。一旦进入血管，这些细胞几乎可转移至体内任何其他器官，其中脑、肺、肝和骨骼是较为常见的转移器官。

20.2　CT

由于 CT 具有高空间分辨率及其快速采集时间，使其成为评估癌症是否存在，以及肿瘤负荷的有效手段（Seeram，2016）。它是各类恶性疾病患者诊断、分期及监测的主要方法，能提供详细信息，以帮助肿瘤学家制定靶向和 / 或全身治疗方案，并有效评估此类治疗的反应及并发症。这些治疗可能包括手术、放射治疗、化疗及其他专业疗法。

尽管 CT 在肿瘤成像中具有显著优势，但它主要是一种静态评估手段，通常需要在不同时间点进行重复成像，以"追踪"癌症的进展或治疗反应。此外，并非所有癌症都能在 CT 上显现，许多病灶因体积过小、位于 CT 无法清晰显示的结构中（尤其是皮肤或管腔结构，如肠管），或超出 CT 的对比分辨率而难以检测。核医学技术作为一种实用辅助手段，常与 CT 联合使用，且越来越多地与 C T 同步实施和解读，以在提供结构信息的同时，实现对疾病活动的功能性评估。

磁共振成像（MRI）同样是一种日益普及的补充技术，在癌症评估中常与 CT 配合使用，其软组织对比分辨率优于 CT（Allisy-Roberts 和 Williams，2007）。CT 透视是另一项实用辅助技术，可帮助介入放射科医生精确定位，并获取已知或疑似癌变的组织样本。此外，CT 还是放射肿瘤学家规划和定位放射治疗方案的主要成像方式。

20.2.1　对比增强

CT 增强检查最常使用含碘对比剂，这是优化 CT 在癌症评估中性能的关键工具。癌组织的特性通常与其起源组织存在差异。例如，肿瘤可能含有异常增多的血管通道（即呈富血供状态），其数量超过背景组织，因而在动脉期会表现出更显著的强化。这类肿瘤的典型代表包括肺癌、肾细胞癌、甲状腺癌、黑色素瘤和神经内分泌肿瘤。反之，血供相对贫乏的肿瘤（即乏血供性肿瘤）可能存在强化程度低于背景组织。以肝脏为例，作为常见的转移灶部位，在结肠癌、肺癌、乳腺癌及胃癌转移病例中，动脉期或门静脉（PV）期可表现为低强化病灶。

20.2.2　管腔对比

口服碘对比剂可用于评估某些管腔恶性肿瘤，如胃肠道内的病变。CT 结肠造影作为结直肠息肉评估的辅助筛查手段，与结肠内镜检查配合使用筛查癌前病变。通常使用水等阴性口服对比剂来实现肠管扩张并改善评估效果。

20.3　肿瘤、淋巴结、转移（TNM）分期

癌症分期是评估癌症在体内的位置和肿瘤负荷的进展程度。美国癌症联合委员会（AJCC）框架为全球公认的肿瘤、淋巴结、转移（TNM）系统，可用于癌症分期（Amin 和 Edge，2020年）。癌症分期包括临床、病理和再分期标准，且不同器官的具体分期标准各异，但这已超出本章讨论范围。在评估原发肿瘤时，CT 通常可明确引起癌症的原发组织结构，但某些因素可能增加判断难度，例如侵犯多个结构的大型肿瘤。

癌症淋巴结受累的主要考量在于淋巴结的异常增大。通常采用 10mm（短轴直径）作为临界值，超过此大小的淋巴结被视为"病理性增大"（Van den Brekel 等，1990）。然而，其他标准如异常的圆形形态、淋巴结脂肪门消失、偏心性增厚或不规则边界等因素也可能提示淋巴结受累。对于不同人体部位还采用不同的尺寸标准，这已超出本章讨论范围。需注意的是，这些特征并非恶性淋巴结病的特异性表现，也可能由许多其他病理情况引起，最常见的是感染性、炎症性和自身免疫性疾病（图 20.1）。

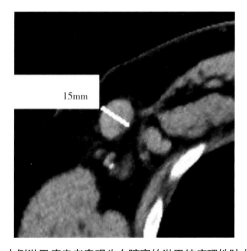

15mm

图 20.1　短径测量方法的示例。本例淋巴瘤患者表现为右腋窝的淋巴结病理性肿大，它在形态上表现为异常圆形

即使影像学检查的主要目的并不是正式的癌症分期，但采用TNM分期方法来审阅CT图像，也能为解读提供系统化的方法。例如，在进行 CT 判读时，可参考以下思维框架：

- 肿瘤：
  - 我能看到原发肿瘤吗？
  - 它有多大？
  - 它长什么样？
    - 密度 – 脂肪、钙化、软组织
    - 它增强后出现了强化吗？
    - 它的边界是什么样子？
  - 它是起源于什么结构？
  - 它侵入或挤压了哪些结构？
- 结节：
  - 有无肿大或异常的区域淋巴结？
  - 是否存在远处淋巴结肿大或异常？
  - 有多少？
- 转移：
  - 它是否已经扩散到原发和淋巴部位以外？
  - 如果是这样，转移到哪里？最常见的部位：
    - 骨骼。
    - 肺。
    - 肝脏。
    - 颅脑。
    - 肾脏、软组织等。

注意：不是所有肿块都是癌，也不是所有的癌症都是孤立的病灶
- TNM 分期方法有助于排除类似癌症的良性病变（即类似癌症的良性实体病变）。
- 此外，了解不同原发性癌症的特征，有助于判断多发性肿块是否代表同一种疾病过程，或者是否可能同时发生了第二类癌症。

20.4　常见癌症的初步诊断和分期

CT 在多种癌症的诊断和 / 或分期中均有广泛应用，其范围之广，远非单一书籍章节所能详尽讨论。本节围绕 TNM 分期体系，选取几种常见的癌症类型进行阐述，包括在初次 CT 检查或已获得临床 / 组织学诊断后为分期而进行的 CT 检查中，这些癌症可能呈现的表现。尽管所选案例还远远不够，但本节所讨论癌症的特征行为，可以为其他癌症的诊断与分期提供良好的参考基础。

20.4.1　肺癌

　　许多病变过程可累及肺部，并非仅限于肿瘤性病理改变。炎症性、感染性、创伤性及血管性病变均可在肺内发生，有时甚至与癌症表现相似。以感染为例，其既可表现为孤立性肿块或弥漫性病变，甚至少数可侵犯邻近结构。感染亦可从人体其他部位播散而来，如金黄色葡萄球菌菌血症的脓毒性栓塞播散。

　　在全球吸烟率持续居高不下的背景下，肺部仍是原发性癌症的常见发病部位。此外，肺部也是转移性肿瘤最易侵袭的器官之一，许多原发肿瘤来自胸腔外部位。原发性肺癌有多种不同的组织学亚型，其表现可能各异。

　　因此，在观察肺部病变时，首先必须考虑：

- 它可能是肿瘤性的还是非肿瘤性的？
- 如果是肿瘤性的，它更可能是良性的还是恶性的？
- 如果是恶性的，它是起源于肺部的（即原发性"T"病灶）还是从其他地方转移扩散来的（即"M"病灶）？

T

见图 20.2。

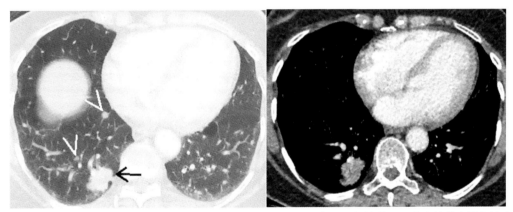

图 20.2　肺窗和软组织窗对比增强胸部 CT 显示，右下叶内存在一个不均匀的软组织密度结节（黑色箭头），符合原发性肺癌表现。结节呈卵球形、不规则且为分叶状，并向其后内侧胸膜延伸。邻近右下叶内还可见散在的肿瘤结节（白色箭头）

- 位置：
  - 可能是亚型的线索——原发性鳞状细胞癌多见于中心型肺癌，腺癌则更常见于外周型肺癌。
- 大小
- 形状 / 成分 / 形态：

- ·特征性增强的软组织密度的"毛刺"状团块。
- ·可能具有空洞。
- 局部的或弥漫性的：
  - ·可能表现为结节、肿块或弥漫性实变。
  - ·弥漫性实变表现，例如腺癌的表现可能类似肺炎，然而，感染也可表现为局灶性结节或肿块。
- 有或无侵犯：
  - ·胸膜、胸壁、食管、心包。
- 占位效应：
  - ·可能阻塞中央或较小的气管，导致肺不张。
  - ·肺癌是成人肺叶不张的常见原因。

N

见图 20.3。

- 区域淋巴结——肺内、肺门、纵隔、锁骨上。
- 哪些？有多少？
- 胸外（非区域）淋巴结——尽管美国癌症联合委员会将这些淋巴结视为转移。

M

- 骨——通常呈溶骨性，少数为溶骨性 / 成骨性混合型。
- 对侧肺。
- 胸膜（ +/– 胸腔积液 ）。
- 胸外脏器（尤其是肾上腺和肝脏 ）。

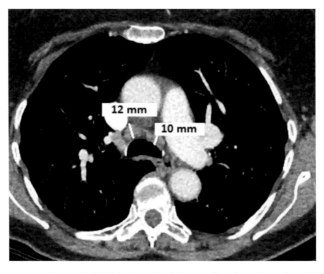

图 20.3　纵隔（气管前）淋巴结肿大和边缘强化，提示淋巴扩散

20.4.2　结直肠癌

结直肠癌起源于大肠的管腔（内）表面。它们会局部扩散，可能表现为向肠腔内突出，伴或不伴有向肠壁较深层（及更远处）的延伸。

大肠是一种动态结构，CT 作为一种静态模式很难准确评估它。这部分是由于 CT 时间分辨率的局限性和生理性肠管收缩（蠕动）的影响。这可能导致此类管腔内肿块在暂时塌陷的肠段内被掩盖。因此，这些癌症可能很难被发现，除非是很大的肿块或有结肠外扩散。结肠镜检查是结直肠癌的首选检查方法。如果在 CT 检查中发现潜在的结肠肿块，进一步行结肠镜检查是首选的方法。在某些情况下，可以使用专门的 CT 结肠造影来评估结肠。这种技术通过向肠管注入气体或二氧化碳来克服上述局限性，从而提高对较小癌症或癌前息肉的检出率。

肠癌的诊断可能已经通过结肠镜活检中做出，在这种情况下，CT 更多地用于评估局部和远处扩散的程度。

20.4.2.1　征象

- 管腔内肿块。
- 阻塞性肿块伴上段肠扩张。
- 局灶性 / 短节段壁增厚——通常不对称：
- "苹果核"样病变。
- 结肠周围脂肪呈束带状或结节状表现。
- 局部淋巴结肿大。

20.4.2.2　鉴别

- 炎症——也会导致肠壁增厚，可能是弥漫性或局灶性的。
- 憩室炎。
- 炎性肠病。
- 感染：
- 细菌、寄生虫或病毒。
- 血管：
- 缺血性结肠炎。

T

见图 20.4。

- 位置：
- 结肠的哪一部分受累——盲肠、升结肠、肝曲、横结肠、脾曲、降结肠、乙状结肠或直肠。
- 大小。
- 形状 / 成分 / 形态：
- 通常为不规则、非钙化的软组织肿块。
- 是否存在浸润表现：
- 结肠周围脂肪；

- 邻近器官，如膀胱或小肠；
- 其他不太常见的部位，包括肝脏、胃、结肠和腹壁。

• 占位效应：
- 可能表现为肠梗阻。

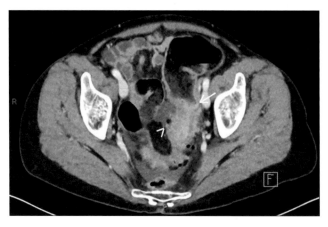

图20.4　位于远端乙状结肠内一段明显的不规则、偏心性/半环形肠壁增厚（白色箭头），符合原发性肠癌表现。注意：结肠外渗出液体进入邻近的肠系膜脂肪，符合肠系膜浸润表现（注：其他导致肠壁增厚的原因列于下方）

N

见图20.5。

- 沿着肠系膜的肿瘤附近（沿着血管查看）。
- 腹膜后。

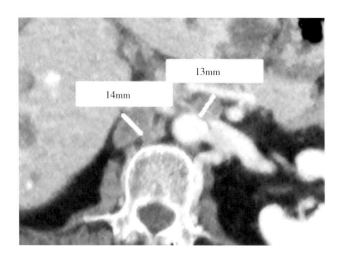

13mm

14mm

图 20.5　腹膜后淋巴结肿大，提示淋巴扩散

M

见图 20.6。

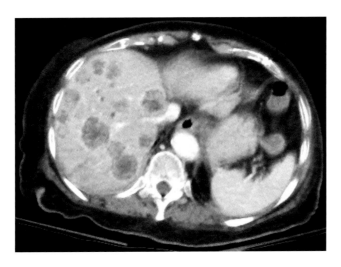

图 20.6　多发较大的肝转移病灶，显示相对于背景肝脏呈现不均匀低强化（注：强化的"包膜"与邻近肝组织的移位/压迫有关，而不是转移本身的一部分）

- 肝脏：
  - 结直肠癌常见的转移部位。
  - 通常在门静脉期（PV 期）可显示低强化的肝脏病变。
- 肺：
  - 在肺窗下观察肺底，即使是在腹部扫描时也要如此。
- 颅脑：
  - 对比增强前后成像效果最佳。
- 骨骼：
  - 查看骨骼和软组织窗是否存在任何骨病变。
  - 可能是溶骨性、成骨性或混合性。

20.4.3　乳腺癌

乳腺由腺体组织、汇集在乳头上的导管、脂肪和其他支撑组织组成。乳腺癌主要发生于乳腺腺体和乳腺导管组织，多见于中老年女性。此类肿瘤在局部进展，并可转移到人体不同组织。

CT 并非评估原发性乳腺癌的最佳成像方式，因为检测乳腺组织与癌变组织之间的细微密度差异需要极高的空间分辨率。因此，临床检查、乳腺 X 线摄影、超声及活检是大多数原发性乳腺癌诊断的基本检查。然而与其他癌症类似，CT 可用于评估远处转移病灶的范围。乳腺是转移性肿瘤相对少见的部位。

晚期原发性乳腺癌可生长为较大肿块，并侵犯皮肤、皮下组织、深部胸肌/肋间肌、邻近

肋骨和 / 或胸膜。所有这些改变在 CT 上均可表现为乳腺内肿块延伸出的异常软组织密度及强化区域。可见皮肤增厚或乳房轮廓变形、肋骨破坏或肿块样软组织向胸膜及胸腔胸膜外组织延伸。

对于乳腺癌病史较长的患者，如果她们因再分期或其他各种临床原因接受 CT 检查时，应关注既往疾病和治疗的证据。这些证据可能表现为既往乳房切除术、局限性乳腺切除术和 / 或腋窝手术夹的存在，提示曾行淋巴结清扫。此外，还可见既往放射治疗的征象，如皮肤及皮下组织增厚与瘢痕形成，或深层肺组织的瘢痕 / 纤维化（图 20.7 和图 20.8）。

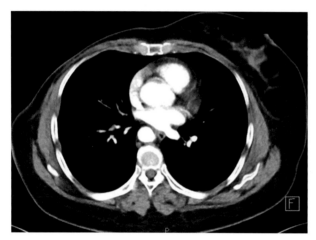

图 20.7　先前患者因乳腺癌既往行右侧乳腺切除术

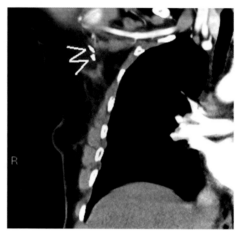

图 20.8　既往行右腋窝淋巴结清扫伴有原位手术夹留置

20.4.3.1　征象

- 乳腺肿块 ± 钙化（最佳评估方式为乳腺 X 线摄影检查）。
- 结构扭曲（最佳评估方式为乳腺 X 线摄影）。
- 皮肤增厚（非特异性）。
- 肌肉或胸壁侵犯。
- 既往乳腺和 / 或腋窝手术或放射治疗的证据。

20.4.3.2　重点鉴别

- 乳腺炎——可能是感染性的或非感染性的：
  - 弥漫性或局部性，有或无脓肿形成。
  - 也可引起淋巴结肿大。
  - 看起来类似于乳腺癌的炎症亚型。
- 乳腺癌转移。
- 淋巴瘤累及乳腺。

T

见图 20.9。

- 位置：
  - 哪一侧？

    • 受累的乳腺象限是哪个（哪些）？
- 大小。
- 形状 / 成分 / 形态。
- 有无侵犯：
  - 例如胸肌、肌肉性或骨性胸壁、胸膜下。
  - 皮肤增厚或皮肤表面出疹。
- 占位效应：
  - 乳腺轮廓扭曲。

N

见图 20.10。

• 区域——乳腺内、腋窝、内乳、锁骨下或锁骨上。

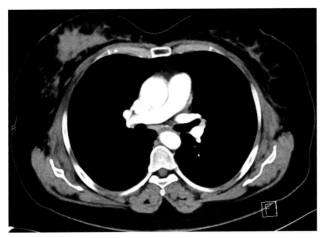

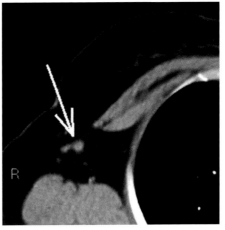

图 20.9　为图 2.7 和 2.8 的早期影像，显示右侧乳腺内有一个巨大的不规则的浸润性软组织肿块，符合原发性乳腺癌表现。部分毛刺状凸起延伸到皮下组织和皮肤，但未见明显的皮肤增厚。未见胸壁侵犯（即未见肋骨或肌肉受累征象）

图 20.10　未发现病理性肿大的腋窝淋巴结或胸内淋巴结，但右侧腋窝一枚淋巴结偏心性增厚，因此疑似淋巴结转移可能。组织学证实存在转移累及

M

见图 20.11。

- 肝脏：
  - 典型表现为门静脉期（PV 期）低强化。
- 肺：
  - 在肺窗下观察肺组织。
- 骨骼：
  - 查看骨窗和软组织窗中的骨骼病变。
  - 通常是成骨性的，但有些是溶骨性 / 成骨性混合病变。

- 可能出现病理性骨折。

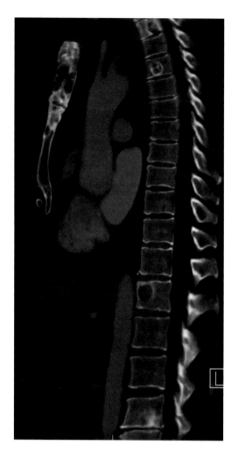

图 20.11　全身骨骼广泛的溶骨性和成骨性混合病变，此处可见于椎体内、胸骨体和胸骨柄内，符合骨转移伴扩散表现

20.4.4　前列腺癌

前列腺癌是老年男性人群中另一种常见的恶性肿瘤。它们起源于前列腺内，前列腺环绕着前列腺尿道，并与膀胱颈紧密相连，后方毗邻直肠，还与精囊紧密相邻。

大多数个体，尤其是处于前列腺癌筛查年龄段的男性，其前列腺常因良性前列腺增生而呈现异质性和 / 或增大。因此，CT 在中小体积病灶的前列腺癌原发疾病初步诊断中作用有限甚至无价值。事实上，除非肿瘤已突破前列腺包膜侵犯到周围结构，否则即使是更晚期的癌症在 CT 上也难以准确评估。

诊断通常基于临床和组织学依据，并越来越多地辅以不断改进的 MRI 和核医学技术，尤其是 PET–CT 和 / 或骨扫描，这些技术可检测到代谢活跃的微小转移灶和原发病灶。因此，CT 在此情境下的作用主要体现在疾病的分期和再分期评估中。

20.4.4.1　鉴别

- 良性前列腺增生：
  - 前列腺肥大的常见原因。
- 前列腺炎 / 前列腺脓肿：
  - 临床诊断，但 CT 可以检测前列腺周围组织的浸润。
  - 可能呈现边缘强化，伴有中央无强化区（渗出 / 中心坏死）。
- 膀胱癌或尿道癌。

20.4.4.2　征象

- 前列腺内出现增强的实性区域。
- 前列腺轮廓的凸出或扭曲。
- 前列腺周围侵犯——尤其是精囊。
- 盆腔淋巴结肿大。
- 老年男性的成骨性病变。

T

见图 20.12。

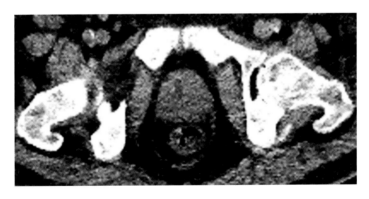

图 20.12　注意：CT 在评估前列腺癌时的软组织分辨率有限。特别是在这种作为 PET–CT 的一部分进行的低剂量、平扫 CT 上。然而，本病例可能存在前列腺外侵犯，可见前列腺后包膜处有些不规则。这最好通过磁共振成像来评估

- 位置：
  - 前列腺内肿块。
  - 前列腺包膜膨出、不对称或扭曲。
- 大小。
- 前列腺周围有无侵犯：
  - 尤其是精囊、膀胱、盆底。
- 占位效应：

・是否有膀胱出口梗阻的证据，如膀胱过度扩张或壁增厚？

N

见图 20.13。

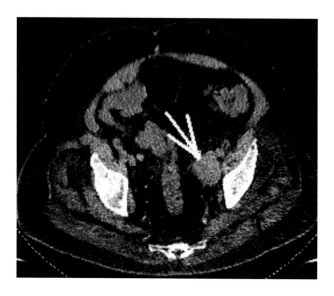

图 20.13　左侧髂淋巴结大的病变。本例无其他转移性疾病

● 区域性——骨盆或主动脉旁。

M

● 骨骼：
　・在骨窗和软组织窗中查看骨骼病变。
　・绝大多数是成骨性的。
　・好发于腰椎和骶骨。
● 肺：
　・在肺窗下观察肺部。
● 肝脏：
　・通常在 PV 期呈低强化。

20.4.5　黑色素瘤

黑色素瘤是一种源于黑色素细胞的原发性恶性肿瘤，最常见于皮肤；然而，许多非皮肤部位也可以发生原发性黑色素瘤。CT 在原发性皮肤黑色素瘤的 T 分期中几乎没有作用，这类黑色素瘤可能很小，甚至在临床上表现隐匿。MRI 或超声可用于定位"卫星"结节或"移行性"

转移灶。CT 主要用于评估淋巴结和远处转移。值得注意的是，黑色素瘤转移灶通常出现在其他癌症转移的器官中。但有趣的是，它也可能发生在更不寻常的部位，比如小肠壁。

20.4.5.1　需鉴别的病灶——其他富血供转移瘤

- 肾细胞癌。
- 绒毛膜癌。
- 甲状腺癌。
- 神经内分泌肿瘤。

20.4.5.2　良恶性鉴别

- 恶性：
  - 其他原发性皮肤恶性肿瘤。
  - 淋巴瘤。
  - 肉瘤。
  - 其他原发性癌症的转移（罕见）。
- 良性 / 非肿瘤性——许多其他皮肤 / 皮下病变，通常最好通过直接临床检查进行评估：
  - 创伤——血肿。
  - 炎症 / 感染——脓肿。
  - 脂肪瘤——边界清晰且呈脂肪密度。
  - 皮脂腺囊肿——界限清楚，密度接近水。
  - 良性痣、疣、角化病。

20.4.5.3　征象

- 黑色素瘤转移灶可能呈现富血管性，尤其是在肝脏中，因此，通过对比增强 CT 可能会明显强化，特别是在动脉期。
- 转移灶可能伴有出血，可能发生在更不寻常的部位，如小肠。
- 脑转移瘤在 CT 平扫时常表现为高密度——可能与瘤内出血有关（Ginaldi 等，1981）。

T

- 作用有限，除非黑色素瘤非常大且浸润很深。
- 密度与骨骼肌相似。

N

见图 20.14。
- 区域或远处淋巴结（常见）。

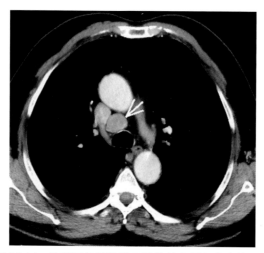

图 20.14　转移至气管前淋巴结的较大黑色素瘤转移灶

M

见图 20.15。

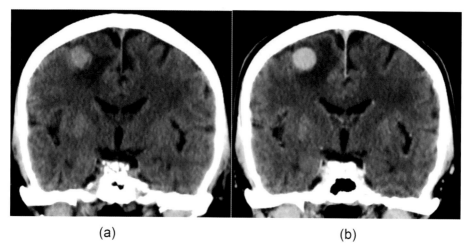

(a)　　　　　　　　　　　　　　(b)

图 20.15　（a）和（b）对比增强前后颅脑 CT 显示黑色素瘤转移的常见部位。注意 CT 平扫时呈高密度，提示病灶内存在血液成分。还要注意病灶周围血管源性水肿形成的晕环，保留了灰白质的交界区。对比增强后呈现明显强化

- 皮肤和皮下组织。
- 肺。
- 脑。
- 不寻常的部位，例如小肠。

20.4.6　脑肿瘤

本节的内容结构略有不同，因为原发性脑恶性肿瘤在所有颅内占位性病变中所占比例较

低。脑部 CT 检查常能同时显示有症状和无症状的占位性病变。这些病变在 CT 平扫上可能表现隐匿，因其密度常与邻近灰质相似。提示占位性病变存在的重要线索是邻近的脑水肿，这种水肿通常累及周围白质，但不累及灰质，称为"血管源性水肿"。与之形成对比的是，缺血性卒中细胞死亡导致的，但不累及"细胞毒性水肿"，其特征性表现为累及皮质灰质及大脑皮层下的一层白质，并导致两种不同密度组织间的正常分界消失。

另一个有用的线索是存在占位效应。脑外（轴外）肿瘤可能会使大脑皮层、血管和脑脊液移位。肿瘤还可能压迫脑室，导致脑积水。这些继发性特征有助于怀疑存在潜在肿块，此时可给予对比剂以进一步评估和确认这些怀疑。

值得注意的是，大脑是许多原发性癌症（尤其是乳腺癌、结肠癌、肺癌和黑色素瘤）转移的常见部位。此外，还有多种原发性恶性肿瘤起源于脑部。脑部恶性肿瘤在局部进展且可能极具侵袭性，但与其他部位的原发癌不同，它们通常不会发生转移。这使得 TNM 分期系统在原发性脑部病变中的应用存在困难。

CT 是评估脑部肿块的重要工具，然而 MRI 才是显示此类病变的最佳方式，通常在 CT 检测到脑部肿块后，作为下一步检查手段常规进行 MRI。

肿块的肿瘤性病因可根据其位置来考虑。首先，肿块是位于"脑内"（轴内）还是"脑外"（轴外）？

20.4.6.1 轴内和轴外肿块的案例

- 轴内恶性肿瘤（如胶质母细胞瘤、转移瘤、淋巴瘤）。
- 恶性轴外肿瘤（多为转移瘤）：
- 良性轴外肿瘤（例如，大多数脑膜瘤）。

20.4.6.2 鉴别

- 感染（包括脓肿）。
- 缺血——脑梗死：
  - 可能引起占位效应和水肿，但属于细胞毒性类型。
  - 寻找灰质 – 白质分界消失的征象。
  - 累及一个或多个血管区域，通常呈楔形。
- 炎症性：
  - 包括自身免疫性疾病。
- 出血
- 血管性——包括脑动脉瘤。

20.4.6.3 征象

见图 20.16 和 20.17。

这些征象绝不是恶性肿瘤的特异性表现，许多良性疾病也可能有类似的表现，尤其是在体积较大的情况下。

- 脑水肿或脑部受累。
- 占位效应——例如，脑沟形态丧失、脑脊液引流受阻→脑室扩张。
- 出血——可见于转移性或原发性肿瘤。

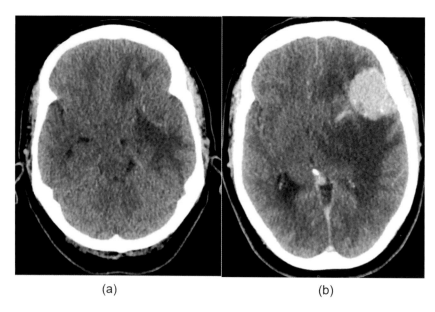

(a)   (b)

图 20.16 （a）和（b）CT 平扫颅脑显示左侧额叶和颞叶广泛的血管源性水肿（再次注意保留的灰白质分界）。该轴外肿块与大脑皮层的密度相似，因此在 CT 平扫成像时很难看到，仅可见一层细微的高密度边缘，可能是肿瘤钙化，以及继发性占位效应和水肿。但在对比增强时呈现均匀的明显强化

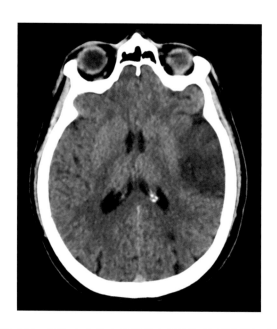

图 20.17 注意此例细胞毒性水肿，可与左大脑中动脉供血区梗死的例子进行比较。灰白质分界消失，这与图 20.16a 中所示的肿瘤周围水肿不符，即使存在增强区域（在脑梗死后也可能出现这种情况）

20.5 CT 在癌症诊断中的其他作用

■ 精准定位：

- CT 引导下的介入治疗在恶性疾病的组织诊断中发挥着重要作用。与超声检查一样，CT 还可以让放射科医生精准定位可疑异常区域，从而进行组织活检或针吸穿刺，以进行组织病理学或细胞学分析，实现准确的诊断。
- 常用于 CT 引导下 CT 活检的典型部位示例：
- 肺部病变。
- 肝脏病变。
- 淋巴结，尤其是腹部或胸部的淋巴结。
- 骨骼病变。
  - 随访和监测：
  - 曾接受过恶性肿瘤治疗并且可能处于缓解期的患者，通常会接受监测性影像学检查，以确保恶性疾病仍处于缓解状态。
  - 此项检查旨在评估以前治疗过的原发性病灶、淋巴结转移灶和远处转移灶，以及排查是否存在新的潜在转移灶。
  - 筛查：
  - 结肠直肠癌的 CT 结肠造影。
  - 低剂量 CT 检查用于胸部肺癌的筛查前景广阔，已经在世界一些地区使用。
  - 双能量：
  - 提升病变检测和表征能力（《美国放射学杂志》，2021）。
  - 核医学：
  - 核医学检查通常只能提供有限的解剖学信息。
  - 通过将核医学检查与 CT 融合，用于解剖定位和衰减校正，将所获得的功能信息的评估与 CT 的空间信息相结合。
  - 越来越多地用于 PET 和 SPECT（单光子发射计算机断层扫描）。

见图 20.18。

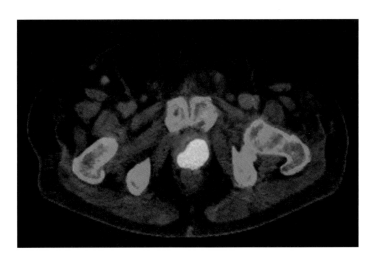

图 20.18　前列腺特异性膜抗原 PET–CT 的案例，功能性 PET 信息与低剂量 CT 数据"融合"，显示前列腺癌中示踪剂摄取增加，该病例与图 20.13 和图 20.14 所示相同

- 放射治疗计划：
  - 放射肿瘤科医师利用 CT 准确地定位恶性病灶，进行靶向放射治疗。

鸣谢

请注意，所有图像均来自南澳大利亚医学成像（SAMI）PACS，并已删除身份标识，需要对 SAMI 进行确认。

（译者：刘云飞　陈苗苗　王　骏　许　静　张　源　李　亭）

参考文献

Allisy-Roberts, P. and Williams, J. (2007) Farr's Physics for Medical Imaging. W.B. Saunders Company.

Amin, M. and Edge, S. (2020) AJCC Cancer Staging System. Chicago, IL: American College of Surgeons.

Australian Institute of Health and Welfare (AIHW), 2020. Cancer Data in Australia. Canberra: Australian Government.

Dual-Energy CT: Oncologic Applications : American Journal of Roentgenology: Vol. 199, No. 5_supplement (AJR) (2021).

Ginaldi, S. et al. (1981) "Cranial computed tomography of malignant melanoma", American Journal of Roentgenology, 136(1), pp. 145–149. doi: 10.2214/ajr.136.1.145.

Seeram, E. (2016) Computed tomography. St. Louis Mo.: Saunders Elsevier.

Stedman, T. (2006) Stedman's medical dictionary. 28th edn. Baltimore, Md.: Lippincott Williams & Wilkins, p. 1365.

Van den Brekel, M.W.M., Stel, H.V., Castelijns, J.A., Nauta, J.J., Van der Waal, I., Valk, J., Meyer, C.J. and Snow, G.B., 1990. Cervical lymph node metastasis: assessment of radiologic criteria. Radiology, 177(2), pp.379–384.

World Health Organisation (WHO) (2019) Health and healthcare in the fourth industrial revolution. Global Future Council on the Future of health and healthcare 2016–2018. Coligny: World Economic Forum.